# DE
# LA CIRCONCISION

## DESCRIPTION
### D'UN NOUVEAU PROCÉDÉ OPÉRATOIRE

PAR

## AÏSSA HAMDY

Médecin Égyptien de 1re classe de l'École du Caire; ex-Médecin en second de la Maison de leurs Altesses les Princes, fils de Son Altesse le Khédive ; ex-Professeur-adjoint de Physiologie à l'École du Caire ; ancien Aide-major au Val-de-Grâce (Concours de 1870) ; Délégué de la Mission Égyptienne à Montpellier ; Membre titulaire de la Société de Médecine et de Chirurgie pratiques de Montpellier; Membre titulaire de la Société médicale d'Émulation, etc., etc.

MÉMOIRE lu et soutenu devant la Société de Médecine
et de Chirurgie pratiques.

## PARIS
P. ASSELIN, successeur de BÉCHET jeune et LABÉ
LIBRAIRE DE LA FACULTÉ DE MÉDECINE
Place de l'École-de-Médecine

1873

# DE

# LA CIRCONCISION

# DE
# LA CIRCONCISION

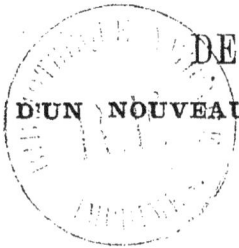

## DESCRIPTION
### D'UN NOUVEAU PROCÉDÉ OPÉRATOIRE

PAR

## ISSA HAMDY

Médecin Égyptien de 1ʳᵉ classe de l'École du Caire; ex-Médecin en second de la Maison de leurs Altesses les Princes, fils de Son Altesse le Khédive; ex-Professeur-adjoint de Physiologie à l'École du Caire; ancien Aide-major au Val-de-Grâce (Concours de 1870); Délégué de la Mission Égyptienne à Montpellier; Membre titulaire de la Société de Médecine et de Chirurgie pratiques de Montpellier; Membre titulaire de la Société médicale d'Émulation, etc., etc.

MÉMOIRE lu et soutenu devant la Société de Médecine
et de Chirurgie pratiques.

## MONTPELLIER
BOEHM & FILS, IMPRIMEURS DE L'ACADÉMIE
Place de l'Observatoire.
### 1873

# PRÉLIMINAIRES

La circoncision, en France, est une opération peu fréquente et généralement sans gravité: peu fréquente, parce qu'elle n'est mise en usage que dans les cas indispensables; sans gravité, parce qu'elle est confiée aux mains des chirurgiens. Dans ces conditions, la posthétomie, tout en conservant son importance au point de vue de la médecine opératoire, ne présente pas l'intérêt journalier et vulgaire de quelque autre opération.

Il n'en est pas de même dans les pays où cette pratique fait partie de la religion : alors elle est d'une application de tous les jours, et à cause de cela elle ne rentre plus seulement dans le domaine de la chirurgie, elle est souvent exécutée par des personnes complètement ignorantes de l'art de guérir. Depuis

2

le début de nos études médicales en Égypte, nous avons été à même d'exécuter plus de deux mille opérations de ce genre. En outre, nous avons été assez fréquemment témoin d'accidents sérieux survenus par le fait des barbiers, qui dans notre pays sont chargés de la plupart des circoncisions.

C'est la fréquence de cette opération, ce sont, dans quelques cas, les inconvénients qu'elle entraîne par sa mauvaise exécution, qui nous ont inspiré l'idée d'étudier une semblable question. L'utilité évidente de la circoncision en hygiène n'a fait que nous confirmer dans cette première idée.

Nous avons donc cherché à améliorer le procédé opératoire et à le faire sortir des vieux errements, d'abord en faisant fabriquer des instruments mieux perfectionnés, et ensuite en modifiant un peu les manœuvres de l'opération.

Après cette première tentative, nous avons été entraîné à faire quelques recherches, et à présenter, dans la mesure que nous permettent nos faibles moyens, l'histoire de la circoncision.

Le plan que nous avons adopté est fort simple. Notre travail a été divisé en trois parties.

La première est consacrée à l'historique de la question.

Dans la deuxième, nous traitons exclusivement de la médecine opératoire. Après avoir résumé et apdrécié les divers procédés employés jusqu'à ce jour, nous exposons celui que nous avons cru devoir préconiser et qui nous semble réunir le mieux les conditions voulues pour mener à bien l'opération.

Enfin la troisième partie s'occupe des indications et des contre-indications de la posthétomie. C'est la plus longue et celle que nous avons cherché à exposer le plus complètement.

Toutefois, avant d'aborder notre sujet, nous croyons devoir entrer dans quelques considérations anatomiques et physiologiques sur le prépuce. Ces notions trouveront, chemin faisant, leur application, soit dans la description de certains procédés, soit dans l'exposition de quelques-unes des indications de la posthétomie.

## ANATOMIE ET PHYSIOLOGIE.

Le prépuce n'est qu'un repli du fourreau de la verge se prolongeant plus ou moins sur le gland sans lui adhérer.

Il est formé de deux feuillets adossés l'un à l'autre, et séparés par un tissu cellulaire très-lâche. Le feuillet cutané se continue sans démarcation avec la peau du pénis; le feuillet muqueux se continue avec la muqueuse du gland.

Relativement à la constitution anatomique du prépuce, il n'est utile, dans le cas actuel, que de rappeler les notions suivantes:

1° Le tissu cellulaire lâche qui sépare la peau du pénis de son aponévrose d'enveloppe se prolonge entre les deux membranes constituantes du prépuce, et permet entre elles des mouvements de glissement très-faciles. Il en résulte, dans les cas d'adhérences des muqueuses préputiale et glandulaire, que la partie cutanée du prépuce peut se mouvoir encore dans une très-grande étendue. Ce glissement du prépuce sur le gland n'est donc pas un signe suffisant pour faire admettre l'absence d'adhérences. L'existence de ce tissu cellulaire lâche sous la peau du pénis tout entière peut entraîner une autre conséquence bien plus grave.

Lorsque le chirurgien veut enlever une portion ou la totalité du prépuce, il doit avoir soin de ne pas attirer trop en avant la peau de la verge: il s'exposerait à couper le feuillet cutané bien au-delà du feuillet muqueux, et à priver ainsi les corps caverneux d'une partie de leur enveloppe. On a observé de ces cas malheureux dans lesquels la section de la peau avait été faite en un point rapproché de la racine du pénis. Connaissant cette disposition, un chirurgien attentif évitera toujours de commettre une pareille faute.

2° La couche muqueuse, revêtue par un épithélium assez épais, présente des glandes peu développées qu'on appelle glandes préputiales ou glandes de Tyson, situées à 2 ou 3 millimètres de la couronne du gland. Elles sont peu volumineuses et, d'après Sappey, rangées sur une ligne circulaire parallèle à la couronne du gland. Leur rôle est de sécréter une matière caséeuse odorante, destinée à lubrifier le gland. C'est le *smegma préputial*. Dans quelques cas, cette substance devient plus abondante, s'accumule dans la rainure du gland et du prépuce, et finit par enflammer la muqueuse.

3° Les couches cutanée et muqueuse se continuent entre elles à l'extrémité de la verge en formant l'orifice préputial. C'est la partie la plus rétrécie du prépuce; c'est elle qui est le siége du phimosis.

Comme dépendances du prépuce, nous dirons quelques mots du frein ou filet. Ce petit repli triangulaire vient s'insérer par son sommet près du méat urinaire; 8 ou 10 millimètres seulement le séparent de cet orifice. Lorsqu'il s'en rapproche davantage, on dit qu'il y a brièveté du frein. Dans ce cas, le prépuce, ramené en arrière du gland, tiraille ce dernier et produit une douleur assez vive. Pendant le coït, le filet est distendu fortement et peut même subir une petite déchirure. Le frein est remarquable par la quantité et le volume des vaisseaux lymphatiques et sanguins qu'il contient.

On signale notamment deux petites artérioles (artères du filet) qui le parcourent d'arrière en avant de chaque côté de la ligne médiane. Dans la circoncision, le filet est coupé plus ou moins bas, et il donne toujours un écoulement sanguin assez considérable.

Les artères du frein divisées par l'instrument tranchant peuvent également produire une hémorrhagie.


La physiologie du prépuce est fort simple et sans grande importance.

Protéger le gland contre les frottements extérieurs et conserver ainsi à la muqueuse plus de finesse et de sensibilité : tel est le principal rôle du prépuce.

D'après cela, il faut bien avouer que l'utilité de cet organe est un peu hypothétique.

En conservant à la muqueuse du gland sa sensibilité exquise, il augmente à la vérité la sensation voluptueuse de l'acte du coït, mais ce n'est là qu'un détail accessoire dans les fonctions génératrices; et si on met en parallèle les inconvénients qu'il entraîne par sa seule présence, on sera disposé à penser que, loin d'être utile, le prépuce est plutôt nuisible. Nous nous réservons de compléter cette démonstration dans la dernière partie de notre travail.

Il est assez intéressant de connaître le développement du prépuce et son état aux différents âges de la vie.

Le développement des organes génitaux commence, vers le trentième jour de la vie intra-utérine, par les corps caverneux, qui formeront le pénis chez l'homme, le clitoris chez la femme.

A cette période et pendant les deux mois suivants, alors même que l'urèthre s'est déjà constitué, il n'est pas encore question du prépuce ; l'extrémité terminale de la verge reste à découvert.

Ce n'est que vers le quatrième mois que le tégument externe s'avance sur le gland, et par son envahissement progressif arrive à le recouvrir en entier. Ce développement du prépuce a demandé à peu près deux mois. Rarement il y a arrêt dans la formation de cette membrane.

C'est là un vice de conformation peu grave, et auquel on ne doit point remédier.

J.-L. Petit, dans une circonstance semblable, voulut créer un prépuce aux dépens des téguments voisins. L'opération échoua, et le malade n'en tira aucun bénéfice.

Au moment de la naissance, le prépuce, qui a continué à se développer, dépasse de beaucoup l'extrémité de la verge. En même temps, l'orifice préputial s'est rétréci, et le plus souvent il est trop étroit pour livrer passage au gland : le phimosis existe donc presque constamment.

Du côté de la cavité préputiale, il se passe également des phénomènes non moins curieux. Les deux muqueuses se sont accolées dans une étendue plus ou moins grande de leur trajet, notamment vers la

couronne. Il y a en cet endroit un petit cercle d'adhérences qui, s'il n'existait pas de phimosis, empêche-
raient de découvrir le gland jusqu'à sa base. Dans
des cas plus rares, les adhérences ont envahi en
totalité ou par ilots de la surface même du gland,
jusqu'au pourtour du méat urinaire.

Ces adhérences sont généralement assez faciles
à vaincre, et sur bien des sujets il semble que ce
soit plutôt un accolement des surfaces qu'une adhé-
sion intime. En aucun cas on ne rencontre ces adhérences dures, fibreuses, qui se forment après la
naissance, consécutivement aux balanites et aux ulcérations.

La cause de ces adhérences congénitales n'est pas
exactement connue. Sont-elles dues à un état patho-
logique, à une inflammation des muqueuses? Est-ce
une conséquence de l'état d'inactivité complète des
organes génitaux pendant la vie intra-utérine? Le
champ reste ouvert aux hypothèses. Cependant, nous
inclinerions plutôt vers la dernière opinion, en raison
surtout du peu d'intimité de ces adhérences.

Pendant l'enfance, le prépuce subit peu de change-
ments; cependant les quelques érections qui se produisent déjà suffisent pour rompre une partie des
faibles adhérences congénitales. Mais au moment de
la puberté, le gland augmente rapidement de volume,
les érections deviennent plus nombreuses et plus
fortes. Non-seulement les adhérences sont détruites,

mais encore l'orifice préputial est dilaté, et le phimosis disparaît.

A une autre période de la vie, quand les organes ont à peu près perdu leur activité, les corps caverneux et le gland diminuent de volume; dès-lors le prépuce présente une ampleur disproportionnée ; l'orifice se rétrécit, et l'état primordial tend à revenir.

C'est surtout chez les vieillards doués d'embonpoint que l'on rencontre ce phimosis consécutif.

# DE
# LA CIRCONCISION

## PREMIÈRE PARTIE

### Historique de la Circoncision.

La circoncision est pratiquée, tantôt pour satisfaire à un précepte religieux, tantôt pour remédier à une maladie ou à un vice de conformation du prépuce : c'est donc une opération à la fois religieuse et chirurgicale, et qu'il convient d'étudier sous ces deux points de vue.

# CHAPITRE PREMIER

### Historique de la Circoncision considérée au point de vue religieux.

———

L'antiquité de la circoncision considérée au point de vue religieux n'est mise en doute par personne; sa dissémination sur des contrées éloignées du globe est également un fait connu.

Mais ce qui est plus contesté, c'est l'origine exacte de cette pratique, c'est sa marche à travers le vieux monde, c'est enfin l'idée qu'en a déterminée un usage aussi étendu.

L'origine de la circoncision est-elle unique? ou bien, poussés par les mêmes motifs, des peuples divers n'ont-ils pas adopté isolément une opération qu'ils avaient reconnue utile? Sur ce sujet, on ne peut faire que des hypothèses.

D'après la Genèse, Abraham se serait circoncis lui-même le premier, il y a environ 3,800 ans. Mais la Genèse, ne faisant mention que des Juifs, ne saurait trancher la question de priorité. Quatorze siècles plus tard, Hérodote parle incidemment de la circoncision, et paraît en attribuer le premier usage

aux Égyptiens. Voici ce qu'il en dit : « Les habitants des bords du Pont-Euxin (mer Noire) préten-
dent être une colonie établie par Sésostris; pour
moi, je le conjecturerais, non-seulement parce
qu'ils sont basanés et qu'ils ont les cheveux frisés,
mais parce que les peuples de Colchide, d'Égypte
et d'Éthiopie sont les seuls sur la terre qui se sont
fait circoncire de tout temps, car les Phéniciens et
les habitants de la Palestine avouent qu'ils ont pris
la circoncision des Égyptiens. Les Syriens, qui habi-
tent aujourd'hui les rives de Thermodon et de
Pathénie, et les Macrons, leurs voisins, avouent
qu'il n'y a pas longtemps qu'ils se sont conformés
à cette coutume d'Égypte. C'est par là principalement qu'ils sont reconnus pour Égyptiens d'origine.»

Je pourrais citer encore plusieurs historiens grecs
et latins qui tous font remonter aux Égyptiens l'origine de la circoncision; ainsi :

Diodore de Sicile (liv. 1er, chap. 28), Strabon
(liv. 17, chap. 11), Josèphe, Tacite, Celse (*Origenes
contrà Celsum*, liv. 1er pag. 17), l'empereur Julien
(*OEuvres complètes*, traduites pour la première fois
du grec en français, par R. Tourlet, tom. III, pag.
67-68).

Du reste, qu'on prenne parti pour les Juifs avec
Malgaigne, ou pour les Égyptiens avec Voltaire, la
chose a peu d'importance. Nous tenons seulement à

montrer que dès les temps les plus reculés le poly-théisme des Égyptiens et le monothéisme des Juifs s'arrangeaient également bien de la circoncision.

Les Phéniciens, qui avaient sans doute emprunté cet usage aux Égyptiens, l'abandonnèrent plus tard quand ils établirent leurs relations avec la Grèce. L'Éthiopie, de son côté, imita aussi l'Égypte et conserva en grande partie cette antique coutume.

A une époque plus rapprochée de nous, l'Isla-misme admit la circoncision comme prescription religieuse, et la fit revivre dans les pays qui l'avaient eue autrefois en honneur : l'Arabie, l'Asie-Mineure, l'Égypte.

De nos jours, les voyageurs ont retrouvé les mê-mes coutumes chez certaines peuplades de l'Amé-rique du Sud [1], dans l'île Madagascar, dans les îles de Taïti, de la Nouvelle-Zélande et de la Nouvelle-Calédonie.

Il serait encore bien difficile de dire si la circon-cision a pris naissance dans le pays même, ou bien si elle y a été transportée par les Juifs et les Maho-métans. La première opinion est cependant la plus généralement admise, car rien n'indique, dans les mœurs et les croyances des peuplades du nouveau Monde, une communauté d'origine avec les nations des bords de la mer Rouge.

---

[1] Marchand ; Thèse de Montpellier. 1855.

Dans l'Abyssinie, il règne un mélange de Judaïsme et de Christianisme. Les enfants des deux sexes sont circoncis le huitième jour et baptisés le quarantième après leur naissance.

Il serait certainement intéressant d'étudier avec détails l'histoire de la circoncision dans les différents pays du globe que nous venons de citer; mais les documents sérieux manquent encore pour un pareil travail. Nous nous bornerons à parler seulement des deux religions principales où la circoncision est en usage : le *Judaïsme* et l'*Islamisme*.

## I. De la Circoncision chez les Juifs.

Voici ce qu'on lit dans la Genèse, au chapitre XVII :

X. C'est ici l'alliance que j'ai faite avec toi et avec ta postérité après toi ; vous la garderez: *Tout mâle d'entre vous sera circoncis.*

XI. Vous circoncirez la chair de votre prépuce, et cela sera un signe de l'alliance qui est faite entre vous et moi.

XII. L'enfant de huit jours sera circoncis parmi vous. Et, dans la suite de toutes les générations, tous les enfants mâles, tant les esclaves qui seront nés en votre maison que tous ceux que vous aurez achetés et qui ne seront point de votre race, seront circoncis.

XIII. On ne manquera point donc de circoncire celui qui est né en ta maison et celui qui est acheté de ton argent, et mon alliance sera dans votre chair pour être une alliance perpétuelle.

XIV. Et le mâle incirconcis, duquel la chair du prépuce n'aura point été circoncise, sera retranché du milieu de tes peuples, parce qu'il aura violé mon alliance.

Plus loin, dans le même chapitre, on trouve
d'autres détails sur l'institution de la circoncision.

XXIII. Et Abraham prit son fils Ismaël et tous les
mâles qui étaient des gens de sa maison, tant ceux qu'il
avait achetés de son argent que ceux qui étaient nés en
sa maison, et il circoncit la chair de leur prépuce en ce
même jour-là, comme Dieu le lui avait dit.
XXIV. Abraham était âgé de 99 ans quand il se circoncit.
XXV. Et Ismaël, son fils, avait 13 ans lorsqu'il fut
circoncis.
XXVI. Abraham et Ismaël, son fils, furent circoncis
en un même jour.
XXVII. Et toutes les personnes de la maison, tant
ceux qui étaient nés en sa maison que ceux qui avaient
été achetés des étrangers par argent, furent circoncis
par lui.

La circoncision hébraïque a donc été instituée par
Abraham.

Dans quel but et avec quel instrument fut-elle
pratiquée? Le Livre sacré ne l'indique point. Considérée, dès le début, comme d'institution divine, elle
se perpétua de génération en génération. Elle existait
lorsque les Juifs passèrent en Égypte ; Moïse était
circoncis, et son fils le fut également, à l'aide d'un
couteau de pierre, par sa mère Séphora:

Séphora prit aussitôt une pierre très-aiguë, et circoncit la chair de son fils. (Exode, chap. IV. v. 25.)

Pendant le séjour dans le désert, la posthétomie cessa d'être pratiquée, mais elle fut remise en vigueur sous Josué, ainsi qu'on peut le voir par le texte de la Bible dont voici un extrait :

II. En ce temps-là, le Seigneur dit à Josué : « Faites des couteaux de pierre, et circoncisez une seconde fois les enfants d'Israël.

IV. Voici la cause de cette seconde circoncision : Tous les mâles sortis d'Égypte avaient été circoncis ; mais ils moururent pendant les longs circuits de la route.

VI. Mais le peuple né dans le désert n'avait point été circoncis, et il le fut par Josué.

VIII. Après qu'ils eurent été tous circoncis, ils demeurèrent au même lieu, sans décamper, jusqu'à leur guérison.

Plus tard, il n'est plus question de la circoncision que sous la domination des rois Syriens (167 ans avant Jésus-Christ). Antiochus publia un décret par lequel il ordonnait de tuer toutes les mères qui avaient circoncis leurs enfants.

Les empereurs romains, lorsqu'ils voulurent anéantir la secte judaïque, commencèrent par proscrire la circoncision.

Mais, malgré les persécutions sans nombre dont ils furent l'objet à cette époque et pendant le moyen âge, les Juifs conservèrent avec soin le signe distinctif de leur nationalité, et observèrent fidèlement la prescription de leur livre sacré, le Talmud.

Sans doute, ils ont modifié les procédés opératoires selon les temps et selon les pays ; mais la section du prépuce n'en est pas moins faite partout où ils se trouvent, en Europe comme en Asie et en Afrique. Des missionnaires ont même retrouvé la circoncision hébraïque dans une contrée de la Chine.

Après avoir étudié l'origine de la circoncision chez les Juifs, sa transmission de siècle en siècle, il nous reste à faire connaître la cérémonie religieuse elle-même.

De temps immémorial la circoncision se fait le huitième jour après la naissance, même lorsque ce jour est celui du Sabbat.

Le mode opératoire est un peu variable, selon les synagogues ; mais on retrouve toujours au fond les trois actes religieux que prescrit la loi.

1er acte, *Hitouch*. — Section circulaire ou en couronne de l'extrémité libre du prépuce.

2e acte, *Périah*. — Dénudation, déchirure de la partie restante du prépuce.

3e acte, *Mézirah*. — Succion de la plaie et du gland.

Voici maintenant le récit d'une circoncision observée et racontée par le Dr Tarneau, chirurgien militaire en Algérie (*Gazette des hôpitaux*, 1855).

« Le huitième jour après la naissance de l'enfant, on réunit les invités dans une chambre et on distribue à chacun une branche de myrte. Après les prières et les chants d'usage, qui durent environ vingt minutes, on passe dans une pièce voisine où se trouve dressée une table ronde, richement parée de tapis aux couleurs resplendissantes et bariolées, et littéralement chargée de gâteaux de toute espèce. Le miel, le beurre, les dattes, l'essence de roses, constituent la base essentielle de ces diverses préparations, exécutées généralement par les membres de la famille. Des flacons contiennent pour la plupart l'anisette arabe, préparation spéciale faite avec des figues sèches et l'anis macérés pendant quinze à vingt jours.

» Le père s'assied dans un riche fauteuil; l'enfant est apporté, habillé richement, pendant que les femmes continuent les prières, en chantant et se tapotant sur la bouche.

L'enfant est placé sur les genoux de son père; puis la sacrificateur s'approche, assisté de deux aides qui tiennent, l'un une assiette de cendres, l'autre un plateau chargé d'un verre d'eau aromatisée et d'un flacon de poudre de corail. Quelques bandelettes fines imbibées d'huile d'olive, un couteau à manche d'argent et deux instruments ressemblant beaucoup à une lyre, complètent l'arsenal chirurgical.

» Le rabbin fait quelques légères frictions sur le

corps du pénis, sans doute pour l'exciter; puis il tire à lui la partie qu'il doit amputer et l'introduit brusquement dans la rainure d'un instrument à peu près identique au dos d'une sonde cannelée, dont on se sert pour l'opération du filet. L'instrument est confié à un aide. Puis l'opérateur s'arme de son couteau, et tranche en avant de la plaque métallique. Il aspire le sang avec la bouche et le rejette dans l'assiette de cendres.

»Après s'être rincé la bouche avec de l'eau aromatisée, il déchire la muqueuse préputiale jusqu'à la base du gland, et avec le simple secours des ongles; puis il rabat les lambeaux sur les surfaces saignantes.

»Le pansement se fait de la manière suivante: une première bandelette enduite d'huile d'olive est appliquée sur la base du gland; une deuxième, de forme ronde et percée d'une ouverture à son centre afin de rendre la miction facile, est placée sur le gland lui-même.

» Une troisième surmonte et maintient le tout. Enfin, avant de faire l'application de toutes les pièces, on saupoudre les parties avec la poudre de corail.

» La fête se termine par un repas somptueux. »

Telle est la circoncision chez les Juifs.

La plaque de métal qui se trouve indiquée dans l'opération de M. Tarneau, et que M. Noguès avait déjà décrite, cinq ans auparavant, dans sa Thèse inaugurale (1850), est quelquefois remplacée par une simple pince à anneaux,

Dans l'*Expérience* de 1840, M. Baudens décrit le procédé suivant, qu'il a vu employer par les rabbins d'Alger :

« La peau de la verge est retirée en arrière, le plus qu'il est possible, par un aide intelligent. Avec une pince à anneaux qu'il tient de la main gauche, l'opérateur fixe lui-même l'extrémité libre du prépuce. Il engage ensuite une seconde pince à anneaux derrière la première, et la ramène le plus près possible vers le gland, qui se trouve ainsi refoulé. Cette pince est alors confiée à un aide, tandis que l'opérateur, de sa main droite saisit un rasoir, et d'un seul temps coupe la partie du prépuce comprise entre les deux pinces, en rasant celle qui est la plus rapprochée du gland.

» Si la muqueuse retirée derrière le gland menace de l'étrangler, on fait une petite incision à la face dorsale. Le gland est ensuite engagé à travers la fente d'une compresse longuette, et le prépuce maintenu en arrière par quelques tours de bande peu serrés.

» Pendant quelques jours, irrigations froides. »

Lallemand (*Traité des pertes séminales*) a décrit un procédé analogue, mis en usage par les Juifs de Metz. Les pinces à anneaux sont seulement remplacées par les doigts. L'opérateur tire en avant le prépuce avec sa main gauche, tandis qu'un aide repousse le gland en arrière. La section se fait entre les doigts de l'aide et ceux de l'opérateur.

La déchirure du prépuce par les ongles de l'opérateur (*Mochel*) avait depuis longtemps, et avec raison, soulevé de vives réclamations.

C'est en effet une pratique douloureuse pour le malheureux circoncis. En outre, elle expose à des difformités résultant de la cicatrisation vicieuse des lambeaux.

La plus fréquente est la formation d'une cicatrice latérale, qui empêche l'ouverture du prépuce de correspondre exactement au gland.

En outre, les lambeaux abandonnés à eux-mêmes peuvent former des bourrelets fort disgracieux et même gênants dans la suite.

Enfin, si la déchirure a été poussée trop loin, la cicatrice se forme sur la peau de la verge et amène une constriction nuisible.

La succion de la plaie par la bouche du *mochel* est un acte non-seulement repoussant, mais même dangereux, et on trouve dans les *Archives israélites* de 1842 et 1843 des faits rapportés par les médecins de cette religion, dans lesquels la syphilis a été communiquée, soit du *mochel* à l'enfant, soit de l'enfant au *mochel*.

Ainsi le D$^r$ Haudrogal (*Archives israélites*, 1843)

dit qu'à la suite de plusieurs opérations faites par Raphaël D..., il survint chez les enfants des ulcérations de mauvaise nature qui entraînèrent la mort chez quelques-uns, des infirmités chez d'autres.

Des faits semblables ont été vus à Cracovie et à Berlin. Enfin, en 1844, M. Ricord adressait un rapport au juge d'instruction sur les accidents de ce genre survenus à Paris, et concluait à une infection syphilitique.

D'autre part, un fait rapporté par M. Terquem tendrait à faire croire que l'enfant d'une femme syphilitique aurait contaminé le vieillard qui l'aurait circoncis.

La connaissance de tous ces faits fut cause de nombreuses pétitions adressées au Consistoire de Paris, en 1843 et 1844. Le D$^r$ Terquem, auteur d'une brochure intitulée *Guide du posthétomiste*, est un de ceux qui se signalèrent dans cette campagne.

Le Consistoire de Paris s'en émut, et en 1844 il supprima la succion et la déchirure du prépuce.

Un autre abus de la circoncision judaïque, c'est qu'elle était confiée à des mains souvent inexpérimentées, incapables de mener à bien l'opération ou de parer aux accidents hémorrhagiques qui peuvent survenir. Une ordonnance royale du 25 mai 1845 établit pour la France que « nul ne peut exercer les fonctions de *mochel* ou *schohet*, s'il n'est pourvu d'une autorisation spéciale du Consistoire de la circonscription. »

## II. — DE LA CIRCONCISION CHEZ LES MAHOMÉTANS.

L'institution de la posthétomie chez les Musulmans remonte à Mahomet lui-même.

Le Prophète ayant reçu de Dieu l'ordre de rendre au culte d'Abraham sa pureté primitive (Dieu, dit le Coran : suivez votre Père Abraham), institua la circoncision parmi les conditions nécessaires à l'ablution, caractère distinctif de la nation musulmane. Il faut en effet que toutes parties externes soient lavées par l'eau avant chaque prière ; or, si le prépuce recouvrait le gland, l'urine, en passant, peut souiller le prépuce et abolir ainsi l'ablution. Seulement la circoncision musulmane diffère beaucoup de la pratique juive. Deux différences essentielles sont à noter : la première, c'est que dans le Coran la circoncision n'est pas un dogme religieux, c'est une simple pratique de culte ; elle est donc obligatoire pour le vrai croyant, mais non fatalement indispensable.

Une seconde différence existe pour l'époque à laquelle elle doit se pratiquer.

Il n'y a pas, comme chez les Juifs, un jour rigoureusement déterminé. Chez les Arabes, l'opération se fait depuis le septième jour après la naissance jus-

qu'à l'âge de 25 ans et même 30, mais généralement dans la période de 6 à 10 ans.

La loi de Mahomet sur la circoncision est suivie
par les fidèles de tous les pays; mais les détails dans
lesquels nous allons entrer ont trait surtout à l'Égypte
et à l'Algérie.

En ce qui concerne l'Égypte, le D^r Ernest Godard
a laissé sur ce sujet des notes très-intéressantes et
très-exactes. C'est d'après lui et d'après nos observations personnelles que nous en parlerons.

La circoncision est obligatoire pour les garçons,
facultative pour les filles. Les garçons sont opérés par
les barbiers, qui souvent sont loin de posséder les
connaissances nécessaires pour remplir convenable-
ment une semblable mission.

Prescription religieuse comme chez les Juifs, la
circoncision s'accompagne également de fêtes reli-
gieuses dont la durée et la magnificence sont en
rapport avec la fortune et la position de l'opéré.

A la description de M. le D^r Tarneau relative à la
circoncision juive, nous opposerons celle du D^r Ernest
Godard sur la circoncision égyptienne.

« Avant l'opération, il y a une fête qui dure ordinairement deux jours. Ces fêtes coûtent, même pour
les gens du peuple, de 10 à 400 piastres courantes.
La première nuit s'appelle *el-lila el-sogh-aïra* (la
petite nuit). Dans cette première nuit, les invités
mangent, boivent du café et fument; ils contri-

buent aux frais de la soirée et laissent de l'argent pour l'opéré.

» Le lendemain, on promène l'enfant sur un cheval magnifique; il y a un grand cortége de musiciens et de danseurs.

» De temps en temps, le cortége s'arrête, et l'on assiste à des danses extravagantes. Dans la circoncision des gens riches, il y a un personnage obscène qui, au lieu de parler comme notre polichinelle, fait entendre un bruit analogue à celui de la scie. Dans les fêtes auxquelles j'ai assisté avec M. Libe, il y avait un bouffon habillé en femme qui imitait les danseuses. Il faisait mille indécences, et il se jetait sur toutes les personnes qui s'approchaient du cortége.

» Dans cette même circoncision, j'ai vu deux individus qui simulaient le combat au sabre, comme dans les danses du Soudan. On représentait aussi la bastonnade. On renversait par terre un petit gamin qui présentait au bourreau les plantes des pieds.

» Pour le garantir, le bourreau plaçait un bâton sur la plante des pieds et frappait de toutes ses forces ; seulement le bâton seul était atteint. . . . . . . .
. . . . . . . . . . . . . . . . . . . . . . . . »

La seconde nuit s'appelle *el-lila el-kébira* (la grande nuit). On fait encore plus de fantaisie. Les prêtres viennent pour réciter des prières; on leur donne à manger, et chacun d'eux reçoit un talaro (5 francs).

» Enfin, le troisième jour au matin, l'enfant est

circoncis. D'ordinaire, le prêtre assiste à l'opération ; mais ceux qui craignent de voir couler le sang se rendent dans une pièce voisine. Après l'opération, on ne donne la portion coupée du prépuce aux parents que quand ces derniers lui ont donné de l'argent. »

Voici maintenant comment se pratique l'opération :

Le patient s'assied sur le bord du lit, les cuisses demi-fléchies et maintenues par des aides; ou bien, lorsqu'il est petit, un aide le tient en passant les bras de celui-ci sous ses cuisses pour les écarter et les maintenir en même temps.

Lorsque la chose est possible, le chirurgien découvre le gland et enlève la matière sébacée du prépuce.

Cela fait, il prend un petit stylet en ivoire ou en métal, dont il applique l'extrémité sur la partie moyenne de la rainure du gland. Le prépuce est ensuite ramené sur le stylet préalablement mouillé par la salive pour faciliter les glissements.

S'il y a simple phimosis, l'opérateur insuffle d'abord le prépuce et introduit ensuite son stylet jusqu'à la couronne du gland, en ayant soin de maintenir autant que possible le prépuce dans sa position habituelle.

Si par hasard il y a des adhérences, elles sont déchirées avec l'extrémité du stylet, qu'on place en-

suite ainsi que nous venons de le dire : c'est le premier temps de l'opération.

Dans un second temps, l'opérateur fixe avec la
main gauche le prépuce et le stylet, en même temps
qu'il attire le prépuce un peu en avant.

Il fait ensuite saillir fortement sur la face dorsale
de la verge la pointe du stylet ( voyez *fig.* 1), de sorte
que la portion à retrancher du prépuce, muqueuse
et peau, est isolée du gland.

La main droite, en repoussant le gland en arrière
complète cet isolement.

C'est alors qu'on pince, entre les branches d'une
sorte de compas (voyez *fig.* 2), le prépuce au niveau
du point où doit se faire la section Ce compas est
formé de deux lames en métal, cuivre ou fer, épaisses
de 2 millimètres, larges de 0,01 centimètre, et
très-légèrement courbes dans le sens de la longueur.
Elles sont réunies à une de leurs extrémités par une
articulation assez serrée. Cette pince est placée le
plus près possible du gland et un peu obliquement
du haut en bas et d'arrière en avant, de manière à
former avec le corps de la verge un angle de 45°.

Quand tout est disposé de cette façon, le gland se
trouve mis à l'abri de l'instrument tranchant, et la
ligne de section du prépuce est nettement tracée par
les lames rapprochées du compas. Il ne reste plus
qu'à faire le troisième temps de l'opération, c'est-à-
dire la section.

Le prépuce est toujours fixé avec le stylet et tiré en avant par la main gauche, tandis qu'un instrument tranchant, ordinairement un rasoir à lame épaisse (*fig.* 3), tenu de la main droite, passe en avant du compas, tranche d'un seul coup la peau et la muqueuse préputiales.

On rabat ensuite en arrière du gland la muqueuse qui le recouvre en cône, et au besoin on fait un petit débridement à la partie dorsale de cette muqueuse lorsqu'elle est adhérente au gland, ou bien pour éviter l'étranglement lorsque son ouverture n'est pas assez large.

Le pansement est variable : tantôt c'est un simple linge imbibé d'eau froide, tantôt l'écoulement sanguin est combattu par des poudres plus ou moins astringentes et même de la cendre. Enfin des bandelettes enduites de matières grasses et irritantes sont appliquées pour maintenir le prépuce en arrière du gland. La guérison se fait en moyenne dans l'espace de sept à quinze jours; mais bien souvent la déchirure des adhérences et l'application des poudres astringentes déterminent une vive inflammation, qui recule l'époque de la guérison.

D'autre part, l'application des bandelettes n'est pas inoffensive Quand elles sont trop lâchement appliquées, la muqueuse glisse et reprend sa position première, et recouvre le gland; et quand elles sont au contraire trop serrées, elles amènent un étranglement de la verge. Alors des douleurs vives surviennent, la miction est impossible, et quand le barbier vient retirer ses bandelettes, il est quelquefois trop tard : le gland se trouve séparé des corps caverneux.

Lorsqu'un adulte n'a pas encore été circoncis, on choisit souvent pour l'opérer le lendemain de son mariage. Dans cette circonstance, l'épouse reçoit sur sa chemise blanche de noce le sang qui survient à la suite de l'opération. C'est un point d'honneur pour le patient de supporter l'opération avec fermeté; la moindre défaillance suffirait pour le rabaisser aux yeux de son épouse. Dans les grandes familles et chez les princes, les cérémonies ne se pratiquent pas ainsi:

1° Dans les grandes familles, on donne des soirées pendant six jours, durant lesquelles on fume, boit, chante, danse aux frais de la famille.

La septième nuit, on donne un grand dîner qui dure de 4 heures à 11 heures, pendant lequel, lorsque les uns entrent prendre leur repas, les autres, qui ont fini, se retirent à leur gré entendre chanter, dans des salons différents, les hommes et les femmes qui sont séparés. Dans un autre côté de la maison, les femmes font autant de frais pour leurs invitées; et de la sorte, hommes et femmes passent la nuit agréablement. Une fois cinq heures du matin, les uns se rendent chez eux se reposer; les autres, qui sont, soit parents ; soit intimes, restent jusqu'au lever de l'aurore et assistent à l'opération. Autrefois ceux qui étaient présents jetaient dans la cuvette de l'opérateur, soit des pièces de 5, soit des pièces de 10 francs; mais aujourd'hui cela n'a lieu qu'en province. Une fois l'affaire terminée, on offre différents cadeaux à l'opérateur selon la fortune de la famille (châle cachemire, montre, bague) et le septième jour de l'opération la famille donne de 200 à 1000 francs, suivant sa fortune.

2° Chez les ministres et les princes, les cérémonies se pratiquent d'une autre manière. Le père prévient, soit le chirurgien, soit le barbier habituel quand il est habile, ou bien il fait venir un barbier réputé adroit, et l'on circoncit l'enfant un matin.

Au harem, l'opération est pratiqué dans une chambre richement parée, dont le lit est garni de diamants et autres pierres précieuses.

Celle-ci terminée, l'opérateur se retire et va s'installer dans un pavillon situé d'ordinaire à l'entrée du palais ou bien dans le jardin. Il y prend, avec ses aides, ainsi que les assistants, le café, fumant le chibouc ou des cigares, et c'est là qu'on vient lui donner ses cadeaux. Ces cadeaux sont assez riches: ils se composent ordinairement de plusieurs cachemires, de montres de grande valeur, de tabatières d'or enrichies de diamants, émeraudes, rubis; tantôt c'est un service à café en or où se trouvent enchâssées des pierres fines. De plus, on lui remet une somme assez élevée, et quelquefois même des propriétés. Quant au malade, il reçoit, dans sa chambre, sa mère, ses sœurs, leurs amies et les dames d'honneur, qui l'amusent par leurs chants, leurs jeux et leurs danses qu'elles exécutent devant lui.

Tout le reste n'est que festins et réceptions des amis des deux sexes qui ont pris part à la cérémonie. L'opérateur revient les sept jours suivants tous les matins; le septième, il fait prendre un bain au patient, qui après s'habille d'un costume luxueux et se présente aux invités. C'est le jour du dîner cérémonial, où l'on fait tous les frais d'un grand festin.

L'opération telle que nous venons de la décrire se pratique journellement en Égypte. Chez les princes et les ministres, la famille ne se contente pas de faire circoncire seulement ses enfants, mais aussi les petits esclaves, enfants de servantes, enfants de malheureux et même de riches familles.

Ces enfants sont richement vêtus et circoncis aux frais de la famille, en l'honneur des petits princes opérés. En outre, la famille leur fait ensuite des dons pour eux et de l'argent pour leurs parents.

Comme nous l'avons dit, ce sont les barbiers qui sont chargés de cet emploi. A notre avis, la circoncision est une opération assez sérieuse pour réclamer l'attention des chirurgiens. Combien d'accidents

n'avons-nous pas vus en Égypte ! Nous pourrions
citer un cas où il s'est produit une hémorrhagie
abondante que l'on n'a pu arrêter, et qui a entraîné
la mort de l'enfant.

Dans d'autres circonstances, nous avons vu des
opérateurs enlever le sommet du gland avec le prépuce, et produire des plaies épouvantables dont l'hémorrhagie n'a cédé qu'au perchlorure de fer coupé
par moitié d'eau.

Cet accident survient toutes les fois que les branches du compas dont on se sert s'écartent et laissent glisser le gland en avant, au moment où l'opérateur prend son rasoir et coupe le prépuce, tout
en croyant que le gland est en arrière du compas.

C'est ce point essentiel qui nous a poussé à ima-
giner un instrument ingénieux et exempt de tout
accident.

Un autre accident plus fréquent encore, c'est la
déchirure de l'adhérence de la muqueuse préputiale
au gland.

On introduit un petit stylet dans la cavité préputiale, que l'on contourne tout autour du gland avec
force pour déchirer les adhérences ; mais au lieu de
déchirer les adhérences c'est la muqueuse qui est
arrachée. De là des écoulements sanguins prolongés,
et à la suite suppuration de la muqueuse, du prépuce et des cicatrisations vicieuses qui en sont la
suite, à moins que la mort n'en ait été une conséquence
immédiate.

4

C'est pour avoir été trop souvent témoin de ces complications que nous réclamons pour le médecin la pratique de la circoncision, et que nous avons cherché à perfectionner le procédé opératoire et les instruments actuellement employés. Nous y reviendrons plus tard, quand nous nous occuperons du manuel opératoire de la circoncision.

En Algérie, la posthétomie musulmane ne se pratique pas comme en Égypte. Les médecins de l'armée française ont pu voir quelques-unes de ces opérations, et ils nous en ont donné la description.

Voici un procédé que M. Noguès a exposé dans sa Thèse de 1850, et qu'il a vu employer par les Arabes de l'Algérie.

« L'appareil consiste en deux bouts de ficelle ordinaire et un couteau commun, mais bien affilé, fabriqué dans le pays par les indigènes, et dont ils se servent pour se raser la tête et le pubis.

» L'opérateur saisit avec le pouce et l'index de chaque main le limbe du prépuce, qu'il attire fortement à lui, en s'assurant que la muqueuse ne reste point en arrière de la peau. Un aide fait alors avec un des morceaux de ficelle un nœud qui rase le sommet du gland. Un deuxième nœud est fait de la même façon un peu en avant du premier, et l'opérateur coupe entre les deux.

» Le premier nœud engourdit la sensibilité au point

de rendre l'opération presque indolore ; tous deux s'opposent au glissement de la muqueuse, qui est divisée d'une manière très-nette et au même niveau que la peau.

» L'opérateur a dans une coquille d'œuf un mélange fait avec de la cendre d'une plante du pays, des feuilles de lentisque pilées et du miel. Il en recouvre la plaie après avoir renversé la portion de la muqueuse restante. Il abandonne à la nature le soin de la réunion. »

M. Bertherand a vu employer le même procédé un peu modifié (*Mœurs et hygiène des Arabes de l'Algérie*). L'opérateur (*thabay*) tire le prépuce en avant et le lie avec une ficelle. Puis il prend un disque en bois un peu plus large qu'une pièce de 5 francs, et percé d'un trou circulaire à travers lequel il fait passer d'abord la ficelle, puis le prépuce. Il presse le disque contre le gland, tire un peu la ficelle et fait la section avec des ciseaux ou un rasoir. La verge est baignée dans un jaune d'œuf, après quoi la plaie est saupoudrée de poudre de feuilles d'Aghar.

# CHAPITRE II

### Histoire de la Circoncision envisagée au point de vue chirurgical.

———

Pour être complet sur l'histoire de la circoncision, il nous reste à dire quelques mots sur l'histoire de cette opération, faite dans un but exclusivement thérapeutique.

Les législateurs, avant d'en faire un précepte religieux, l'avaient sans doute employée ou vu employer pour remédier aux affections du prépuce.

Aussi on affirme peu que la circoncision soit une pratique religieuse, puisqu'il est des pays où une semblable pratique n'est jamais entrée dans les mœurs des habitants. Dans d'autres contrées, enfin, elle a été abandonnée lors de l'établissement du Christianisme.

En France, le plus ancien des procédés décrits est celui de J. Guillemeau, qui vivait au xvii<sup>e</sup> siècle.

« Vous prendrez, dit-il, deux petits carreaux de bois qui seront plats, lesquels vous lierez ensemble par l'un des deux bouts. Puis y mettrez entre les deux le prépuce, et après vous lierez les deux autres bouts, les serrant médiocrement, puis vous couperez ce qui surpassera du prépuce. »

Depuis Guillemeau, J.-L. Petit est, de nos anciens chirurgiens, celui qui s'est le plus occupé du phimosis et de son traitement.

L'opération qu'il préconise consiste en une simple incision dorsale. Il introduit à plat ou sur une sonde cannelée un bistouri dont la pointe est « engaînée » dans un petit morceau de cire. Quand cette pointe est arrivée à la couronne du gland, le bistouri est retourné de manière que le dos soit vers le gland; alors on pousse la pointe, on perce toute l'épaisseur du prépuce et on coupe d'arrière en avant.

Après J.-L. Petit, tous les auteurs de chirurgie, Dionis entre autres, se sont évertués à répéter ce qu'il avait dit sur le traitement du phimosis, sans y rien ajouter.

Voici l'opinion de Boyer :

Il faisait une incision dorsale seulement, ou accompagnée de l'excision des parties latérales.

« Quelques auteurs, dit-il ( *Chirurgie*, tom. VI, pag. 774), ont pensé que la circoncision ou la résection de l'extrémité trop allongée du prépuce, comme les Juifs la font aux enfants nouveau-nés, était préférable à l'opération que nous venons de décrire (*incision*), en ce qu'elle débarrassait le malade d'une portion de peau excédante, inutile et souvent gênante. Mais l'expérience prouve que cette excision circulaire cause à toute la surface du prépuce ainsi coupée circulairement une tuméfaction inflammatoire, à la suite de laquelle cette circonférence reste dure, peu extensible, en sorte que le gland ne peut être mis à découvert et qu'on est obligé de fendre longitudinalement lé reste du prépuce à sa partie supérieure, comme je l'ai vu plusieurs fois. »

D'après cela, il semble que la circoncision ait eu peu de faveur en France à cette époque. Cependant, malgré Boyer, elle fut un peu tirée de l'oubli vers 1820. Ainsi, dans le *Dictionnaire des sciences médicales*, Delpech et Cullerier conseillent la circoncision comme traitement de certains phimosis. Cullerier employait même le procédé suivant : un aide retenait le gland en arrière en serrant fortement le prépuce entre doigts ; l'opérateur tirait à lui la partie antérieure du prépuce, et avec un bistouri courbe tranchait entre les doigts de l'aide et les siens. Il ne faisait pas de suture. La guérison s'obtenait quelquefois par première intention.

Mais la circoncision ne se vulgarisa en France que lorsque Ricord, puis Vidal, eurent fait connaître leur ingénieux procédé.

Depuis lors elle se pratique journellement pour le phimosis. Des instruments et des procédés en grand nombre ont été inventés en vue de la rendre plus simple et plus sûre.

3° A Tunis, un aide tient l'enfant tandis qu'un

autre tient le gland poussé par l'opérateur, qui
tire le prépuce en avant avec sa main gauche,
pendant qu'avec sa main droite il prend une paire
de ciseaux et coupe le prépuce. Aussitôt que cela
se fait, les amis du patient jettent par terre avec
force des carafons qu'ils tenaient à la main. Cela
fait, l'opérateur saupoudre la plaie avec des débris
obtenus en grattant préalablement un morceau de
cuir neuf.

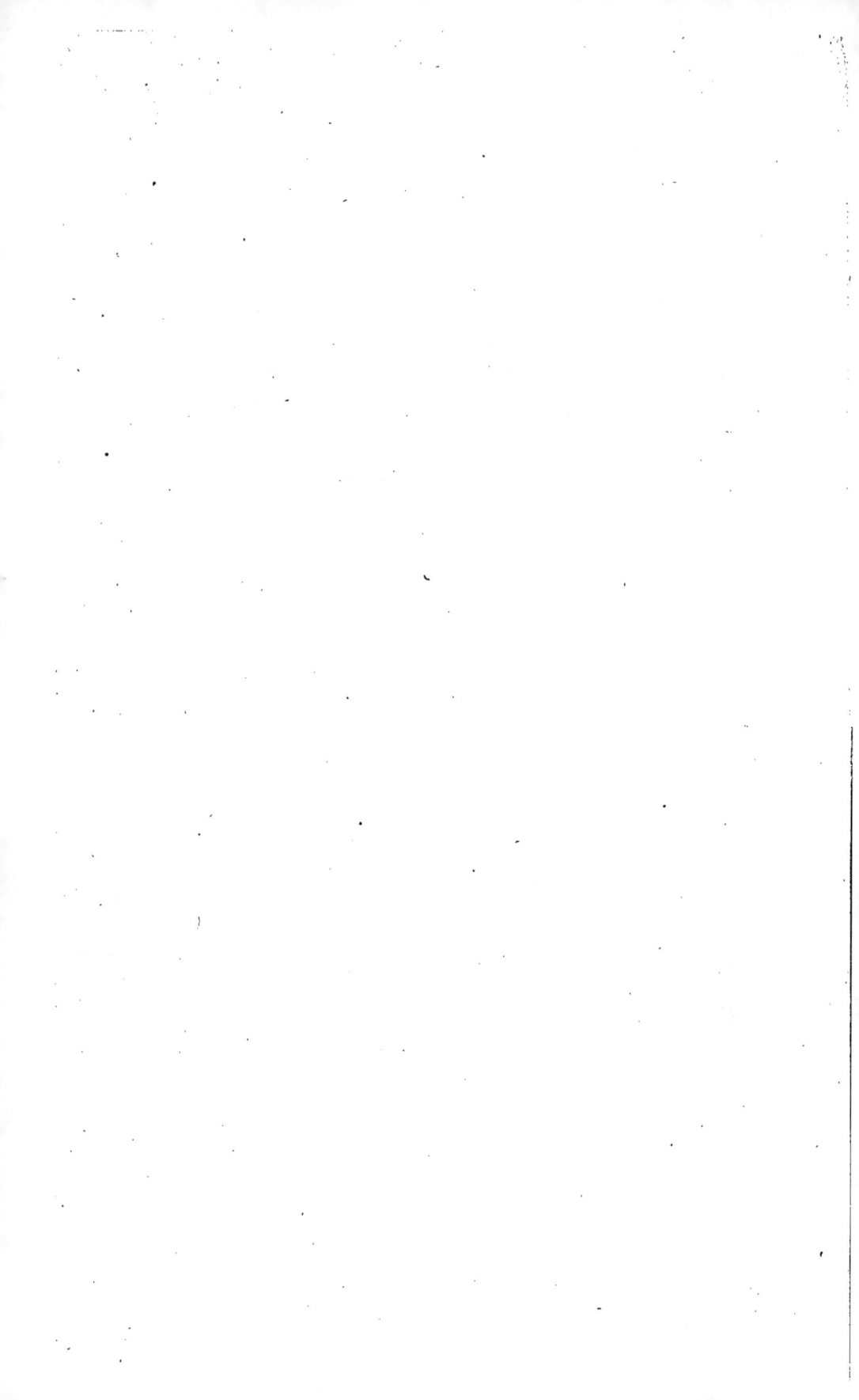

# DEUXIÈME PARTIE

## Procédés opératoires employés pour faire la Circoncision.

---

Les procédés opératoires et les instruments inventés pour faire la circoncision sont tellement nombreux, qu'il serait fastidieux de les décrire tous successivement. Au lieu d'en faire une description aride et d'un médiocre intérêt, nous nous efforcerons plutôt de rechercher les principes et les idées qui ont guidé les posthétomistes. Nous pourrons ainsi rattacher tous les procédés à des méthodes générales correspondant aux principales indications qui peuvent se présenter dans l'opération de la circoncision.

A notre avis, les procédés généralement employés peuvent se rattacher à trois méthodes :

1º L'excision du prépuce se fait en un seul temps. C'est la méthode employée autrefois par les Juifs et

les Égyptiens, et qui a donné naissance aux procédés de Lisfranc, Ricord, Vidal, et autres moins im-
portants.

2° L'excision du prépuce est précédée d'une incision faite en un ou plusieurs points de sa circonférence. A cette méthode appartiennent les procédés
de Delpech, Cullerier, Cusco, etc...

3° L'excision du prépuce se fait après dilatation
préalable de la cavité préputiale. Dans cette catégorie se trouvent les procédés de Chassaignac, Borelli,
Chauvin, Bonnafont, etc...

Nous ne rappelons que pour mention le procédé
d'Amussat, qui consiste à maintenir entre les branches d'un porte-caustique la base du prépuce assez
longtemps pour déterminer la formation d'une
eschare. C'est un mauvais procédé, exigeant beaucoup de temps, d'abord pour l'opération elle-même,
et ensuite pour la réunion.

§ I.

Exciser transversalement le prépuce en protégeant
le gland contre l'instrument tranchant : telle est la
manière la plus simple et la plus rapide de faire la
circoncision. C'est aussi en vue de ce résultat qu'ont
été imaginés les procédés que nous allons décrire
dans ce paragraphe.

Ils se ressemblent tous en un point : la section du prépuce. Les différences qui les séparent tiennent à la manière de protéger le gland contre le couteau, et aux précautions prises pour que la section de la peau et de la muqueuse se fasse au même niveau.

Nous allons exposer les principaux procédés appartenant à cette méthode.

*Procédé de* LISFRANC. — Des aides tirent en avant le prépuce saisi avec des pinces à ligature, dont l'un des mors pénètre dans l'orifice. Alors le chirurgien embrasse transversalement le prépuce avec une pince à anneaux, portée aussi près que possible du gland; puis, avec de forts ciseaux il coupe d'un seul coup tout ce qu'il veut emporter en avant des pinces qu'il tient.

D'après Malgaigne, ce procédé aurait été décrit par Guillemeau.

*Procédé de* RICORD. — L'opération comprend cinq temps :

1° La verge étant dans le relâchement, sans faire éprouver de traction à la peau du prépuce, on trace avec de l'encre une ligne qui suit dans toute sa circonférence la direction oblique de la base du gland, à deux lignes (4 millimètres environ de distance et en avant de cette base).

2° A travers l'orifice du prépuce, on introduit une

aiguille suffisamment longue, dont la pointe est gar- nie d'une boulette de cire destinée à la rendre mousse. On fait sortir cette pointe au niveau de la partie moyenne de la ligne tracée à l'encre, en pre- nant garde de ne pas changer les rapports de la muqueuse avec la peau.

3° Les feuillets cutané et muqueux du prépuce étant ainsi fixés, on attire un peu le prépuce en avant avec la main gauche ; puis on le fixe avec les mors d'une pince à pansement, placée immédiate- ment au-devant du gland et derrière la ligne tracée à l'encre, dont elle suit la direction. Cette pince est tenue, par un aide, les anneaux du côté de la face dorsale de la verge.

4° Saisissant ensuite le prépuce, on fait, entre l'aiguille et les pinces, l'incision qui correspond à la ligne noire tracée à l'encre d'avance.

5° Enfin on applique les serres-fines.

M. Ricord avait aussi imaginé une pince dont les mors étaient percés longitudinalement d'une rai- nure qui permettait de passer les fils avant de faire la section du prépuce.

*Procédé de* VIDAL DE CASSIS. — Il ressemble beaucoup à celui de Ricord. Voici comment il le dé- crit dans son *Traité des maladies vénériennes :* « On trace sur la peau du prépuce, avec de l'encre, une ligne dans la direction de la couronne du gland, ce qui forme un losange. Cette ligne se trouve à la hauteur où les sutures doivent être passées.

» La peau n'a été tirée ni en avant ni en arrière. Des pinces à pansement, ou des pinces à pression continue, saisissent, du dos de la verge vers le frein, toute la partie du prépuce qui est en avant de la ligne noire. En même temps qu'avec les pinces l'opérateur tire un peu le prépuce en avant, un aide saisit le fourreau de la verge à la base de ce corps et le tire en arrière vers le pubis, mais légèrement.

» Alors les fils sont passés transversalement, c'est-à-dire en croisant la direction des pinces sur la ligne noire et à distance de 5 millimètres. On tire encore un peu en avant le bout du prépuce saisi par les pinces, et avec de très-forts ciseaux, comme ceux du bec-de-lièvre, on coupe d'un seul trait le prépuce entre les fils et les pinces. Cette circoncision une fois opérée, la cavité du prépuce est plus ou moins largement ouverte, et l'on voit les fils passer sur le gland et dans une direction perpendiculaire au méat urinaire.

» On coupe ces fils au milieu même; chacun forme alors deux anses, une de chaque côté du gland. Ainsi, si l'on a passé quatre fils, on peut pratiquer huit points de suture, quatre de chaque côté. Je ferai remarquer que les aiguilles doivent être plates, lancéolées et très-fines. Les points de suture doivent être enlevés le quatrième jour. Ordinairement à cette époque la réunion est immédiate.

» Ce procédé est beaucoup plus facile à exécuter si, au lieu de traverser d'abord le prépuce avec les fils, on arrête la marche des aiguilles au moment où leur pointe est parvenue du côté opposé à l'entrée. Les aiguilles alors croisent la direction de la pince ; c'est entre elles et celle-ci qu'on coupe. Après cette section, on voit le corps des aiguilles traversant la cavité du prépuce ; on tire chaque aiguille par la pointe, et l'autre extrémité se présentant à l'opérateur lui offre pour ainsi dire le fil qu'elle entraîne, lequel alors est saisi facilement. On en fait autant pour chaque aiguille. Le reste de l'opération se fait comme je viens de le dire. »

Vidal a apporté quelques modifications à son procédé. Au lieu de passer les fils transversalement au-dessous de la pince, il introduit dans la cavité préputiale une sonde cannelée. Le pavillon tenu par un aide est incliné de côté, de sorte que le bec de la sonde, faisant une saillie en sens opposé, éloigne en ce point le prépuce du gland. Pendant ce temps, le chirurgien passe une anse de fil derrière le bec de cette sonde. Il applique de la même façon plusieurs fils sur la circonférence du prépuce, qui se trouve ainsi entourée d'une suture à points passés. On retranche ensuite le prépuce, et on fait les sutures, chaque fil devant former deux anses.

Une autre modification qu'il avait apportée consistait dans l'emploi d'une pince à pression continue dont les branches entre-croisées sont munies en dedans de petites pointes destinées à fixer les parties et à empêcher le glissement de la muqueuse. Vidal faisait la section au-dessous des pinces, entre elles et le gland, parce qu'il ne voulait pas faire servir à la réunion cette partie de la plaie mâchée par les mors de la pince.

*Procédé de* DOLBEAU. — M. Dolbeau se sert de deux pinces : l'une, à dents de souris, est destinée à fixer la peau et la muqueuse ; l'autre est une pince ordinaire qui se place en avant du gland, de haut en bas et d'arrière en avant.

La verge étant dans le relâchement, il introduit l'un des mors de la première pince jusqu'à la couronne du gland ; il presse alors sur les branches, les dents de souris s'engrènent, traversent de part en part la peau et la muqueuse et les fixent solidement ensemble. Le prépuce tiré en avant, un aide applique la deuxième pince comme il a été dit plus haut ; c'est en avant de cette pince que s'opère la section.

*Procédé de* PANAS. — Voici comment nous le trouvons décrit dans la Thèse de M. Coudère. « On prend une pince à pression continue, dont la branche inférieure est mousse et assez mince. La branche supé-

rieure est semblable à la première, mais elle porte
une petite pointe qui permet de traverser la peau
et la muqueuse au même niveau. On introduit la
branche mousse en ayant soin de la pousser jusqu'au
cul-de-sac préputial, puis on la retire d'un centimètre environ; on fixe avec une vis, et on la confie
à un aide. L'opérateur se sert alors d'une autre
pince composée de quatre tiges parallèles et qui laissent dans leur intervalle deux rainures à jour, per-
pendiculaires l'une sur l'autre.

» Le prépuce est attiré vers l'opérateur, qui le
saisit dans les branches de sa pince, juste en arrière
du point percé en premier lieu. On tâche que la direction de la deuxième pince soit parallèle à la couronne du gland ; puis un bistouri passe comme une
petite guillotine dans la rainure perpendiculaire à
celle qu'occupe le prépuce, et coupe d'un seul trait
tous les tissus qu'il rencontre. Il ne reste plus qu'à
appliquer les serres-fines. »

Tous les procédés que nous venons de décrire se
ressemblent beaucoup. Le procédé de M. Dolbeau est
le plus simple et se rapproche du reste de celui que
nous avons imaginé. Le procédé de M. Ricord est
peut-être le plus précis, à cause de la ligne à l'encre
tracée préalablement et qui permet de surprendre le
prépuce à l'état de repos. Mais ce « tracé de chemin de fer», comme le dit si pittoresquement M. Ricord, nous paraît bien inutile quand l'incision est

déjà limitée par la pince destinée à isoler le gland.
Même objection s'applique au procédé de M. Vidal,
presque semblable à celui de M. Ricord. Le seul
avantage est de pouvoir passer les fils à l'avance.
Mais Vidal avait même renoncé à cet avantage,
puisqu'à la fin il n'employait plus que les serres-
fines.

La description du procédé de M. Panas n'est pas
très-claire. Nous avons eu sous les yeux les instruments, qui nous semblent ingénieux, mais compliqués pour le but qu'ils ont à remplir.

A la première méthode se rattachent deux procédés assez bien conçus, mais devant trouver rarement leur application : ce sont les procédés de Dieffenbach et de Ridreau. Les médecins avaient observé
que la muqueuse participe bien plus que la peau à
la formation du phimosis, surtout quand ce phimosis est consécutif à une première opération de circoncision. C'est pour prévenir cette récidive que Dieffenbach et M. Ridreau ont cherché à modifier les
procédés employés.

*Procédés de* DIEFFENBACH. —C'est encore à la Thèse
de M. Coudère que nous empruntons la description
suivante : « Quand le prépuce dépasse le gland, on
coupe toute cette partie proéminente; ou bien, s'il
existe des adhérences intimes entre l'extrémité antérieure du gland et l'ouverture préputiale, on dé-

5

tache cette dernière dans une étendue suffisante pour pouvoir l'attirer en avant et la couper. La section faite, on fait glisser la peau de la verge jusqu'à un centimètre environ au-delà de la couronne du gland. Là, on la replie sur elle-même, de façon que les deux surfaces saignantes soient en contact et qu'une partie de la face externe du prépuce soit à présent tournée du côté du gland et glisse sur lui. On maintient les parties dans cette position au moyen de fils de coton épais et enduits d'emplâtres agglutinatifs, placés tout autour du nouveau prépuce de la verge.

*Procédé de* RIDREAU. — M. Ridreau, alors aide-major au 3ᵉ régiment d'artillerie, a décrit son procédé dans la *Gazette médicale de Strasbourg* en 1859. Nous en donnons un résumé d'après le *Journal de médecine et de chirurgie pratiques*. Le chirurgien tend le prépuce en serrant la muqueuse en avant et la peau en arrière, de manière à mettre à nu le limbe préputial. Il introduit alors par l'orifice une petite tige en bois cylindro-conique. Une première incision circulaire, comprenant seulement la peau, est faite à un millimètre du limbe préputial. On rétracte la peau en arrière, pendant qu'on maintient la muqueuse sur la petite tige de bois. Une seconde incision circulaire enlève de cette muqueuse la longueur nécessaire pour donner libre jeu au gland. On

termine en réunissant les deux lèvres saignantes de
la peau et de la muqueuse. M. Ridreau dit avoir
obtenu un bon résultat dans trois opérations faites
par son procédé.

Assurément ces deux procédés sont fort ingénieux : l'orifice préputial est constitué par la peau
elle-même, et le phimosis a peu de chances de se
reproduire; en outre, la cicatrice est placée en dedans du prépuce. Mais ce sont des avantages de peu
d'importance. Avec les procédés ordinaires, quand
l'opération est très-bien faite, il n'y a pas à craindre
de récidives de phimosis. Les cas où cette complication
survient sont ceux qui appartiennent au phimosis
accidentel et vénérien, alors que le pus chancreux
ou blennorrhagique baigne la plaie et produit des
ulcérations qui plus tard seront l'origine d'abondant
tissu cicatriciel. Dans ces conditions, il est alors préférable de recourir à un autre mode de traitement.

Dieffenbach avait imaginé son opération pour les
phimosis avec adhérences. Dans les cas ordinaires,
notre procédé, modifié comme nous l'indiquerons
plus bas, remplit les conditions tout aussi bien que
celui de Dieffenbach, et il est plus simple.

Restent quelques cas exceptionnels où le chirurgien n'ose entreprendre la dissection des adhérences. Le procédé de Dieffenbach est alors tout à fait
indiqué.

## § II.

Les procédés décrits dans le paragraphe précédent se font remarquer par leur simplicité, mais ils présentent tous un inconvénient sérieux.

Malgré toutes les précautions prises, il est impossible de savoir exactement à quel niveau se fait la section de la muqueuse, de sorte que bien souvent celle-ci se trouve coupée en un point trop rapproché du limbe. En outre, quand il y a phimosis compliqué de lésions de la muqueuse, on ne peut, avant de faire l'ablation du prépuce, reconnaître l'état de cette membrane, ni savoir la limite des ulcérations.

C'est pour remédier à ces inconvénients qu'ont été inventés les procédés suivants. Leur caractère distinctif est l'incision préalable faite en un ou plusieurs points du prépuce et permettant l'exploration de la cavité préputiale.

Le principe de cette méthode se trouve dans l'incision dorsale de J.-L. Petit. Cullerier et Delpech ont également pratiqué cette incision, à laquelle ils ajoutaient l'excision partielle des lambeaux. Le procédé de M. Cusco est, de tous ceux appartenant à ce groupe, celui qui nous semble le mieux imaginé. C'est par lui que nous allons commencer.

*Procédé de* Cusco. — M. Cusco se sert d'un trocart plat, tranchant sur l'un de ses bords, et d'une
pince spéciale destinée d'abord à fixer la muqueuse
avec la peau et ensuite à tracer les limites de l'incision. Les mors de cette pince sont aplatis et
disposés en forme d'anneaux de dimensions un peu
variables, selon qu'on a affaire à un enfant ou à un
adulte. Voici comment se pratique l'opération:

De la main gauche le chirurgien tient la verge
dans l'état de relâchement le plus complet possible.
De la main droite il glisse le trocart sous le prépuce
et à sa face dorsale jusqu'au cul-de-sac glando-pré-
putial. Il le retire de quelques millimètres, puis fait
la ponction de la muqueuse et de la peau. Le tranchant du trocart sert à diviser longitudinalement le
prépuce depuis le point de la ponction jusqu'à son
extrémité. On a ainsi deux grands lambeaux latéraux qu'on rabat de chaque côté et un peu en arrière pour explorer la muqueuse du prépuce. C'est
le premier temps de l'opération.

Dans un second temps, l'opérateur passe le gland
à travers le double anneau de la pince ; puis, entre
les deux anneaux aplatis qui remplacent les mors
des pinces ordinaires, il introduit de la membrane
préputiale la longueur qu'il juge convenable, en
ayant soin de conserver autant que possible les
rapports primitifs de la peau et de la muqueuse.
S'il y a un chancre du prépuce, on passe les anneaux

en arrière, de façon qu'il soit compris dans la portion à retrancher.

Les choses ainsi disposées, on fixe la pince au moyen d'un petit verrou. Il ne reste plus qu'à faire l'incision du prépuce, en contournant avec le bistouri la circonférence extérieure des anneaux. Toutefois M. Cusco laisse un petit intervalle entre l'anneau et l'incision; il peut ainsi appliquer les serres-fines avant d'enlever les pinces.

*Procédé de* Duboué. — En 1869, M. Duboué a fait connaître à la Société de chirurgie le procédé suivant :

Une incision dorsale, allant du limbe à la couronne, est faite, soit avec le bistouri simple ou armé d'une boulette de cire, soit avec des ciseaux; puis l'opérateur passe des fils à la base du prépuce et les fait fixer par un aide. Il fait ensuite la section au-devant d'eux.

Voici comment ces fils sont placés : M. Duboué prend un fil long de 50 centimètres, armé de trois aiguilles : deux aux deux extrémités et une au milieu. Il passe les trois aiguilles, l'une sur la ligne médiane dorsale, l'autre sur le frein, la troisième au milieu des deux autres. Un second fil est placé de la même manière sur l'autre côté du prépuce. On a ainsi six anses, avec lesquelles on peut faire six sutures.

*Procédé de* A. Guérin. — Ce chirurgien emploie

un procédé fort simple. Avec un bistouri glissé à
plat sur la face dorsale du gland, il pratique d'arrière
en avant une incision longitudinale au prépuce; puis
il saisit les deux lambeaux avec une pince courbe
dont les mors entrent dans la peau. Prenant de la
main gauche la partie à enlever, il la coupe en glis-
sant le bistouri tout le long du bord inférieur de la
pince.

Il applique ensuite les serres-fines. Parmi les trois
procédés que nous venons de rapporter, celui de
M. Cusco est assurément le plus précis et le plus
régulier. Il est supérieur à tous les autres lorsqu'on
a affaire à un phimosis vénérien et toutes les fois
qu'on a besoin de retrancher exactement une longueur déterminée du prépuce. Les autres procédés,
surtout celui de M. Guérin, sont plus simples, mais
un peu moins précis. Les indications sont les mêmes
que pour le procédé de M. Cusco.

## § III.

Dans la troisième méthode employée pour faire
la circoncision, l'incision préliminaire est supprimée.
Elle est remplacée par la dilatation de la cavité préputiale. Le but de cette dilatation est d'appliquer
plus exactement la muqueuse sur la peau, pour
que la section des deux feuillets se fasse plus sûrement au même niveau.

Dans quelques procédés, la dilatation est plus étendue ; elle se borne seulement à l'introduction d'un instrument dans la cavité préputiale et à la fixation de la muqueuse à la peau, de dedans en dehors. A cette méthode se rattachent les procédés de Bonnafont, Chauvin, Borelli et Chassaignac.

*Procédé de* BONNAFONT. — Ce médecin introduit dans la cavité préputiale un dilatateur quelconque pour distendre fortement le prépuce. La substance employée est variable : c'est de la charpie, du coton, ou un dilatateur spécial. Cette opération préliminaire terminée, M. Bonnafont fait avec le bistouri une incision circulaire comprenant la peau et la muqueuse du prépuce. Le point d'appui que présente à l'instrument le corps étranger introduit dans la cavité du prépuce rend cette opération facile et rapide.

*Procédé de* CHAUVIN. — M. Chauvin, chirurgien militaire, a inventé un posthétome assez compliqué, dont voici en quelques mots la description :

C'est une pince à quatre branches, dont les extrémités de chacune sont terminées par de petites pointes de fer. On introduit l'instrument fermé dans le prépuce, puis on l'ouvre ; ce mouvement fait pénétrer entre les quatre branches un petit morceau de bois cylindrique, qui refoule le gland en arrière. La muqueuse et la peau se trouvent fixées par les grif-

fes de la pince. Alors, avec le bistouri on fait une
incision circulaire au-delà des pointes de fer. Le
repoussoir est en bois, et il est coupé à chaque opération.

M. Chauvin rapporte six cas de circoncision faite
selon ce procédé et heureusement terminée.

*Procédé de* BORELLI. — Il ressemble beaucoup au
précédent; il manque seulement le petit refouloir en
bois. On tire en avant, au moyen de pinces ou avec
les doigts, l'extrémité du prépuce, qu'on dilate le plus
possible. Par l'ouverture on introduit une pince
droite qui se déploie en deux ou trois branches terminées par des pointes recourbées, destinées à accro-
cher la membrane muqueuse à la profondeur voulue.
On amène ainsi au-devant du gland la partie à retrancher du prépuce. Un aide repousse un peu le
gland en arrière, et l'incision se fait entre la pince
et les doigts de l'aide.

*Procédé de* CHASSAIGNAC. — M. Chassaignac a
exposé devant la Société de chirurgie, le 1er août
1849, la description d'un procédé nouveau pour
faire la circoncision. Voici le résumé de sa commu-
nication : « Les désidérats du chirurgien sont : d'une
part, la section simultanée et bien nette de la peau
et de la muqueuse ; d'autre part, la réunion par première intention.

» L'opération que je propose se fait en quatre temps :

» 1° Tension ou dilatation de dedans en dehors du prépuce, et introduction de trois ou quatre grandes aiguilles portant chacune un fil.

» La dilatation se pratique avec une pince à anneaux ou tout autre dilatateur à deux branches, à condition que les deux branches introduites dans la cavité s'écartent en formant un V. Les membranes ainsi tendues et aplaties, on implante les aiguilles dans le bas du triangle cutané et muqueux formé par l'écartement des branches dilatantes.

» Les aiguilles ne sont passées qu'à moitié de leur longueur. Une fois placées, on les fait tenir par un aide, et on retire l'instrument.

» 2° Avec un fil fin et fort, on étrangle par une ligature circulaire la partie du prépuce placée immédiatement au-devant des aiguilles, en appuyant sur elles comme sur une lame fixe.

» 3° Section avec des ciseaux portés perpendiculairement dans la rainure profonde formée par le fil constructeur.

» 4° On fait cheminer ensuite les aiguilles avec leur fil. On a ainsi pour résultat d'ensemble trois fils traversant de part en part la cavité du prépuce. On attire avec une pince la partie moyenne, on les divise par leur milieu, et on a six sutures.

Ce procédé est caractérisé par deux points qui lui sont propres :

1° La dilatation du prépuce par l'intérieur de sa cavité, dilatation qui facilite l'implantation des aiguilles dans la muqueuse aussi sûrement que dans la peau ;

2° Étranglement circulaire du prépuce au contact des aiguilles, ce qui donne une section plus nette.

En résumé, les avantages de la première méthode, ainsi que nous l'avons fait voir, sont surtout la simplicité et la rapidité de l'opération.

Cette méthode nous paraît donc indiquée dans les cas ordinaires, lorsqu'on ne prévoit aucune complication, par exemple dans les cas de phimosis simples ou avec adhérences, mais n'étant pas actuellement accompagnés de blennorrhagie, de balanite, de chancres, de calculs, etc... Enfin, c'est à elle qu'on doit avoir encore recours pour la circoncision religieuse.

La deuxième méthode a pour principal avantage de rendre l'opération aussi sûre et aussi précise que possible. Elle convient dans les cas de phimosis compliqués d'inflammation ou d'ulcération de la muqueuse préputiale. Les deux feuillets cutané et muqueux sont coupés au même niveau et à la hauteur que l'on désire.

La troisième méthode ne présente, à notre avis, aucun avantage sur les deux autres. En outre, l'opération est compliquée et souvent même difficile, par suite de l'étroitesse de l'orifice préputial. Nous pensons donc qu'on doit la rejeter.

Quant aux procédés qu'on doit employer de préférence, nous avons déjà signalé le procédé de Cusco parmi ceux de la seconde catégorie. Dans la première, il en est plusieurs qu'on peut recommander, notamment ceux de Ricord, de Vidal et de Dolbeau. Toutefois aucun d'eux ne satisfait complètement l'esprit : les deux premiers sont un peu longs ; le troisième manque de précision. Nous avons pensé alors nous-même à modifier le procédé égyptien, remarquable par la simplicité, et nous avons imaginé l'opération suivante.

## § IV.

### PROCÉDÉ DE L'AUTEUR.

Les instruments nécessaires à l'opération sont :

1° Une petite pince à verrou, destinée à saisir et fixer ensemble la peau et la muqueuse du prépuce (*fig.* 4) ;

2° Une autre pince plus forte à pression continue, dont les branches embrassent fortement le prépuce à l'endroit où doit se faire la section, et garantissent ainsi le gland contre l'instrument tranchant (*fig.* 5);

3° Un bistouri convexe ou un rasoir.

La pince à verrou est construite sur le modèle des pinces à ligature, avec les modifications appropriées au but spécial qu'elle doit remplir.

Elle est d'abord plus petite que la pince ordinaire des trousses ; ensuite, et c'est là le point important de la modification, les branches s'amincissent brusquement vers leur partie moyenne en même temps qu'elles s'arrondissent sur la face dorsale. Elles conservent ce faible calibre et cette forme arrondie dans la dernière moitié de leur longueur. Ainsi construite, cette pince, quand elle est fermée, représente assez bien, dans les quatre derniers centimètres, un stylet ou une sonde de petit calibre adaptée à l'extrémité d'une pince ordinaire. L'arrêt des deux branches se fait à l'aide d'un petit verrou, comme dans la pince à ligature.

La seconde pince, destinée, comme nous l'avons dit, à protéger le gland contre le couteau de l'opérateur, n'est autre chose qu'un petit clamp à pression limitée et constante.

On peut considérer l'instrument comme formé de deux portions : la première (A, *fig.* 5) est en tout semblable à la partie supérieure d'une forte pince à dissection, dont les branches, après s'être écartées, se coudent à angle obtus pour s'entre-croiser. Par cet entre-croisement les deux branches opposent leur élasticité et forment ressort, absolument comme les branches des serres-fines. La seconde portion

(B, *fig.* 5) de l'instrument destinée à saisir le prépuce a une longueur de 6 centimètres environ. Elle se compose de deux lames d'acier suffisamment résistantes, légèrement recourbées selon leur longueur. Ces lames sont aplaties, mais dans le sens contraire de la partie supérieure de la pince. Elles opposent leurs bords au lieu d'opposer leurs faces. Il en résulte qu'à l'état de repos les lames de cette pince sont rapprochées avec une certaine force l'une contre l'autre.

Pour les écarter, il suffit de rapprocher les branches de la partie supérieure de la pince. C'est donc le même mécanisme que pour les serres-fines.

Cette pince, telle que nous venons de la décrire, est celle que nous avions tout d'abord imaginée. Plus tard nous avons pensé qu'il pourrait être avantageux de placer quelques fils à suture avant de faire la section, et alors nous avons apporté la modification suivante ; nous avons même pensé à une seconde modification qui permette d'appliquer les serres-fines avant d'enlever la pince. L'instrument que nous avons fait exécuter dans ce but présente, comme celui que nous venons de décrire, deux petites lames d'acier supplémentaires; seulement, elles sont placées sur la face supérieure de l'instrument, au lieu d'être à sa face inférieure, et elles sont mobiles par le moyen d'un pivot situé à une de leurs extrémités. Quand la section du prépuce est faite,

on écarte les deux petites lames supplémentaires
(C, *fig.* 6), et alors on a pour appliquer les serres-
fines une longueur du prépuce représentée par la
hauteur de la rainure qui sépare les lames supplémentaires du clamp lui-même (D, *fig.* 6).

On peut ainsi placer facilement les serres-fines,
car la peau et la muqueuse restent exactement en
contact, et en outre la légère compression de la pince
empêche l'écoulement sanguin.

Cependant nous avons renoncé à peu près à cette
modification de l'opération, parce qu'il est bien difficile de placer régulièrement les serres-fines. En
outre, la muqueuse est souvent coupée trop près du
limbe préputial, et on est obligé d'enlever quelques
sutures pour faire une incision secondaire à la partie dorsale de la muqueuse.

Il vaut donc mieux se borner à passer quelques
fils avant l'incision, et alors la pince décrite précédemment avec la première modification est suffisante. (*fil* g, *fig.* 6.)

Voici maintenant comment nous pratiquons l'opération :

Le patient est couché sur le bord du lit, les cuisses légèrement fléchies et écartées. Dans un premier
temps nous fixons l'extrémité de la verge entre les
doigts de la main gauche, en ayant soin toutefois
de ramener le prépuce un peu en arrière, de façon

à rendre aussi apparent que possible l'orifice préputial.

La petite pince est tenue ouverte de la main droite.
Nous introduisons l'une des branches entre la face
dorsale du gland et la muqueuse du prépuce jusqu'à la rainure glando-préputiale. La pince, fermée
et fixée par le petit verrou, maintient parfaitement
en contact les deux feuillets du prépuce dans toute
la longueur qu'on se propose de retrancher (*fig. 8*).
Nous ferons remarquer immédiatement que nous
ne cherchons point à déchirer brusquement les
adhérences, comme dans l'ancien procédé égyptien,
en promenant la pince tout autour du gland. Une
telle manœuvre a l'inconvénient sérieux de déchirer la muqueuse elle-même, et de provoquer des
accidents inflammatoires graves après l'opération.

Le deuxième temps comprend l'application de la
seconde pince. La première pince, placée comme
nous venons de le dire et tenue de la main gauche,
tire modérément en haut et en avant sur le prépuce,
tandis que la main droite cherche à refouler le gland
en bas et en arrière.

Quand les parties sont ainsi disposées, il est facile
d'interposer le clamp entre le gland et l'extrémité
de la pince.

La direction à donner à l'instrument n'est pas
indifférente : il doit être dirigé de haut en bas et
d'arrière en avant, par rapport à l'axe du corps.

Par rapport à la verge, il forme avec elle un angle de 45° environ, ouvert en arrière (*fig.* 9).

Le troisième temps diffère un peu, selon qu'on se propose de faire d'emblée la section, ou bien qu'on veut préalablement passer les fils à suture à travers le prépuce (*fig.* 9).

Dans le premier cas, nous abandonnons à lui-même le petit clamp, qui reste très-facilement en place; la main droite, redevenant libre, sert à opérer la section. Mais auparavant il faut encore s'assurer que le gland est refoulé en arrière et qu'il n'est pas exposé à être blessé. Quand l'isolement du gland est de nouveau constaté, un bistouri convexe ou un rasoir glisse sur la face légèrement convexe de la pince, et enlève la partie excédante du prépuce; puis on applique les serres-fines (*fig.* 11). Si au contraire on veut passer quelques fils avant de faire la section, rien n'est plus facile. La rainure ménagée au-dessus ou au-dessous des lames de la pince n'a pas d'autre destination. Le nombre des fils qu'on peut placer varie selon l'âge de l'individu. L'habitude pourra seule faire reconnaître au chirurgien l'intervalle qui doit les séparer. Les fils placés, la section se fait comme nous l'avons dit plus haut.

Le quatrième temps de l'opération comprend l'application des sutures. Quand la pince est enlevée, on se trouve en présence d'une plaie très-nette et très-régulière. Dans le cas où l'on a passé quelques fils, on les coupe par le milieu, de manière que chacun d'eux serve à faire deux point de suture (*fig*.10). Il est fort rare qu'ils soient d'emblée suffisamment rapprochés et régulièrement espacés. Presque toujours il faut en ajouter un ou deux, surtout vers le frein, où ils doivent être un peu plus nombreux. Mais alors leur application est très-facile, parce que la muqueuse et la peau sont maintenant en contact par les premières sutures. Les serres-fines sont dans ce cas d'un très-bon usage, et remplacent avantageusement les fils supplémentaires.

Toutefois, avant de faire les nœuds de suture et de placer les serres-fines, il faut s'assurer que l'opération est bien faite et que l'ouverture préputiale est assez large pour laisser passer le gland. Pour cela, on reporte le prépuce tout entier en arrière, de manière à découvrir complètement le gland. S'il y a des adhérences, on les déchire en rabattant lentement la muqueuse préputiale. On pourrait même au besoin faire une légère dissection.

Quand la section de la muqueuse n'a pas été faite assez loin et que le nouvel orifice ne permet pas la la libre issue du gland, nous l'agrandissons à l'aide d'un coup de ciseaux donné longitudinalement à la face dorsale du prépuce, et portant seulement sur la muqueuse. Dès-lors le gland peut être mis à découvert. On le nettoie avec une éponge fine, et on applique les sutures supplémentaires.

Il faut remarquer que la muqueuse et la peau, même dans les opérations les plus régulières, ne sont jamais coupées absolument au même niveau; toujours il reste un petit excédant de la muqueuse ; ceci n'est pas un inconvénient. Par cette disposition, en effet, la suture se trouve reportée un peu plus en arrière, de sorte que l'orifice préputial est constitué, non par la cicatrice, comme on pourrait le croire, mais par la muqueuse elle-même, la cicatrice étant à quelques millimètres en arrière. Cette condition semble favorable pour éviter un phimosis secondaire.

Nous avons dit que notre procédé pouvait s'appliquer à tous les cas de circoncision, que le phimosis soit simple ou compliqué d'adhérences. Voici deux exemples destinés à montrer, mieux que tous les raisonnements, que nos prévisions n'ont pas été trompées.

### PREMIÈRE OBSERVATION.

Au mois d'avril 1870, un de mes compatriotes, médecin à Paris, me raconte que son enfant, âgé d'un an et demi, éprouvait quelques difficultés à uriner. Le jet, petit, faible, n'était pas projeté directement en avant, mais se dirigeait un peu en arrière. Soupçonnant un phimosis étroit, je demandai à examiner

l'enfant, et je reconnus que ma supposition était
exacte. L'ouverture préputiale se trouvait régulière,
mais rétrécie au point de laisser passer difficilement
une tête d'épingle. Il existait une petite dilatation
de la cavité préputiale à la partie supérieure et dorsale, de sorte que le méat se trouvait relevé par
rapport à l'orifice du prépuce. Cette disposition
expliquait très-bien la direction rétrograde du jet
de l'urine. Le seul remède à cet état de choses était
la circoncision. Je la proposai, et elle fut acceptée.

J'introduisis d'abord par l'orifice préputial rétréci
la branche de la petite pince, cherchant à la faire
glisser jusqu'à la couronne du gland.

Éprouvant une certaine résistance et observant
que la peau du prépuce se pliait en dedans, je de-
meurai convaincu de la présence d'adhérences. Je
fis alors ce que j'ai conseillé précédemment. Malgré
les adhérences, je continuai à introduire la pince
jusqu'à ce qu'elle fût arrivée à la couronne du gland.
J'attirai ensuite le prépuce en avant, et je refoulai le
gland en arrière. Après avoir placé la seconde pince,
je fis l'excision comme d'habitude.

L'opération terminée, le gland se montra coiffé de
la muqueuse préputiale qui avait été à peine coupée. A cause des adhérences, il était impossible d'introduire une branche de ciseaux sous la muqueuse
et de faire l'incision dorsale habituelle.

Voici comment je tournai la difficulté : je donnai

un petit coup de ciseaux à la partie dorsale du bord
libre de la muqueuse ; puis, tenant le petit lambeau
qui en résultait, entre le pouce et l'index de la main
gauche, je cherchai à l'écarter du gland et à détruire les adhérences, tandis que de la main droite
j'agrandissais l'incision à petits coups de ciseaux,
jusqu'à ce que je fusse arrivé à la rainure glando-
préputiale. Alors je quittai les ciseaux, et, tenant le
gland d'une main et la muqueuse de l'autre, je les
écartai progressivement jusqu'à ce que j'eusse aperçu
la matière blanche de la rainure. Cette décortication faite, j'appliquai trois points de suture, deux
latéraux et un au niveau du frein. La partie supérieure et l'incision longitudinale de la muqueuse
furent abandonnées à elles-mêmes.

La verge fut ensuite enveloppée de compresses
d'eau froide. Le second jour, la réunion s'était faite
par première intention, mais la muqueuse du prépuce et du gland était rouge et tuméfiée. Les sutures enlevées, l'eau froide fut continuée.

Le troisième jour, le gland était très-enflammé,
donnant à la surface, au niveau des adhérences, un
exsudat blanchâtre enveloppant complètement le
gland et faisant croire au père de l'enfant qu'il y
avait récidive de phimosis. L'application de cata-
plasmes sur un linge cératé fit disparaître cette vive
inflammation. Le petit malade était guéri au bout
d'une semaine.

## OBSERVATION II.

Phimosis à la suite de balano-posthite. — Circoncision faite d'après le procédé de l'auteur. — Guérison en trois jours.

Hubert (François), âgé de 30 ans, homme de peine, est entré à l'hôpital du Midi le 13 juin 1870, dans le service de M. le D<sup>r</sup> Liégeois, salle 10, lit 9. Avant l'affection qui l'amène à l'hôpital, cet homme n'avait pas de phimosis, bien qu'ayant le gland habituellement couvert. Le 20 septembre 1869, Hubert s'aperçut d'un écoulement qui dura trois mois. Déjà à ce moment la muqueuse du gland et du prépuce était rouge et légèrement ulcérée.

Cinq semaines après cette première guérison, il contracta un nouvel écoulement qu'il traita par l'application de charpie entre le prépuce et le gland. La guérison survint une seconde fois, mais dans l'intervalle il s'était formé un phimosis ; le gland ne pouvait plus franchir l'orifice préputial.

A l'entrée du malade, le même état de choses persistait ; la coarctation de l'orifice était assez serrée ; il y avait peu d'inflammation. M. Liégeois voulut bien m'autoriser à faire l'opération de la circoncision. Je la pratiquai selon ma nouvelle méthode, le 15 juin. Elle ne présenta aucune difficulté pour l'introduction de la pince et l'isolement du gland. Par la rainure de la pince je passai deux fils éloignés de

5 millimètres et traversant le prépuce de part en part. La section du prépuce faite, j'écartai les lames de la pince isolatrice. Le fil inférieur n'avait traversé que la peau sans toucher à la muqueuse ; je l'enlevai et le remplaçai par deux serres-fines. Le fil supérieur servit à faire deux points de suture. La verge fut enveloppée de compresses d'eau froide.

Le lendemain, les points de suture étaient réunis, mais les serres-fines n'avaient pas donné un aussi bon résultat ; à leur point d'application il y avait un peu de suppuration.

Le troisième jour la réunion était complète, sauf à l'endroit des serres-fines. L'inflammation était modérée. Le malade sortit de l'hôpital complètement guéri, le septième jour après l'opération. (Voy. le résultat du deuxième jour, *fig.* 12, et le résultat du septième jour, *fig.* 13.)

## § V.

Pour terminer ce qui est relatif à l'opération de la circoncision, il nous reste à dire quelques mots du mode de réunion de la plaie.

Autrefois les sutures n'étaient point employées, la plaie était abandonnée à elle-même ; tout au plus maintenait-on le prépuce dans l'immobilité par l'application de bandelettes et de compresses.

Vers 1840, on commence à se servir de la suture ordinaire à points passés.

Vidal est l'un de ceux qui firent le plus pour vulgariser cette pratique. Enfin, quand le même chirurgien fit connaître son nouveau mode de réunion des plaies par les serres-fines, il ne manqua pas de l'appliquer à la circoncision.

Abandonner à elle-même une plaie dont les deux lèvres se déplacent aussi facilement que le font la peau et la muqueuse du prépuce, nous paraît être une contravention aux règles de la chirurgie. On manque en effet à ce principe qui doit toujours guider le posthétomiste : *Chercher, autant que possible, la réunion immédiate*.

Les bandelettes pourraient à la rigueur maintenir les lèvres de la plaie; mais combien d'inconvénients ne présentent-elles pas ? Si elles sont appliquées trop lâchement, la plaie n'est réunie qu'imparfaitement, la peau glisse sur la muqueuse, et la réunion ne se fait que par suppuration. D'autre part, si elles compriment un peu la verge, elles gênent les érections, qui sont si fréquentes après l'opération; des douleurs vives se produisent, et le pansement devient intolérable.

Restent donc les serres-fines et les sutures à points passés. Dans les premiers temps où l'on employait la suture à points passés, on laissait les fils trois, quatre, cinq jours.

On obtenait ainsi un mauvais résultat par la présence trop prolongée, au milieu de tissus d'une
finesse extrême, de fils amenant vite la suppuration
autour d'eux. Alors on s'estimait heureux d'avoir
la guérison de la plaie au bout de vingt-cinq jours.
Aussi voit-on M. Ricord, en 1838, proscrire la suture
et abandonner la plaie à elle-même. C'est à Vidal que
revient l'honneur d'avoir démontré que le séjour
des fils dans la plaie devait être abrégé. Après plusieurs expériences, il reconnut qu'au bout de vingt-
quatre heures la réunion était effectuée, et qu'on
devait en ce moment enlever les sutures.

Le chirurgien du Midi obtint par ce moyen des
résultats supérieurs à ceux de ses devanciers. Il
guérit les malades en cinq ou six jours.

Toutefois il ne s'en tint pas là ; remarquant le
peu de temps nécessaire à la réunion, il chercha à
inventer un mode de suture pour ainsi dire temporaire.

C'est dans ce but qu'il inventa les serres-fines.
Ces petits instruments ont sur la suture l'avantage
de pouvoir s'appliquer facilement sur des points
très-rapprochés, et avec beaucoup de précision : ils
simplifient donc l'opération. En outre, on peut les
enlever aussitôt qu'on le désire, et les replacer ensuite, s'il en est besoin.

A la vérité, on a fait contre les serres-fines une
sérieuse objection. Quelques chirurgiens ont observé

qu'elles coupaient rapidement les tissus et produi-
saient de petites ulcérations. Vidal nous paraît avoir
victorieusement réfuté cette objection en faisant
remarquer que cet accident arrivait seulement dans
le cas où l'on avait laissé les serres-fines vingt-
quatre à trente-six heures.

D'après lui, on doit commencer à retirer quelques-
unés des petites pinces au bout de cinq à six heures.
Vingt-quatre heures après l'opération, elles doivent
être toutes enlevées, sauf, dans quelques cas, celles
du frein, où la réunion se fait plus lentement.

Quant à nous, voici la conduite qui nous semble
la meilleure à tenir : avant la section du prépuce,
passer un ou deux fils destinés à maintenir en place
la peau et la muqueuse. Puis, quand le prépuce est
coupé, placer entre les sutures des serres-fines en
quantité suffisante pour obtenir une coaptation complète des lèvres de la plaie.

Au bout de six à huit heures, on enlève quelques
serres-fines, et on laisse les fils jusqu'au lendemain.

Quant au pansement consécutif, l'expérience
nous a montré que le plus simple de tous était l'eau
froide appliquée en compresses qu'on renouvelle
fréquemment. C'est le topique que nous recomman-
dons d'une manière générale; le traitement médical est
sans importance.

Il arrive souvent que l'opéré est tourmenté par
les érections. On conseille alors le camphre à la

dose de 50 centigrammes à 2 grammes, la belladone, ou bien le bromure de potassium. Mais tous ces mé- dicaments sont d'une efficacité plus que douteuse et ne donnent pas toujours le résultat qu'on attend de leur administration.

# TROISIÈME PARTIE

## Indications de la Circoncision.

---

Il est deux ordres de circonstances dans lesquelles le chirurgien se trouve amené à la circoncision : tantôt il veut parer à une conformation
vicieuse du prépuce compliquée ou non d'une affection des organes génitaux ; tantôt il se propose de
soustraire l'individu à différentes maladies dont le
prépuce pourrait plus tard par sa seule présence
favoriser le développement.

Dans le premier cas, l'opération est faite dans un
but thérapeutique; dans le second, elle est simplement hygiénique. Examinons successivement ces
deux points.

---

# CHAPITRE PREMIER

**Valeur de la Circoncision au point de vue thérapeutique.**

---

L'imperforation du prépuce, l'étroitesse de son ouverture, ou même la simple exagération de sa longueur, sont les états pathologiques qui réclament l'emploi de la circoncision. Toutefois, dans certains cas, l'indication n'est pas si précise qu'elle ne puisse être contestée.

Pour éclairer cette question, nous entrerons dans des détails que nous espérons nous faire pardonner, vu l'intérêt du sujet.

## § I. IMPERFORATION DU PRÉPUCE.

L'imperforation du prépuce est facile à reconnaître: le nouveau-né ne mouille point ses langes. Peu à peu il se forme autour de la verge une tumeur transparente, lisse, fluctuante, qui se développe graduellement en empruntant la peau de la verge, du scrotum et même du pubis. Nulle part, à sa surface, elle ne présente l'ouverture préputiale, et ce caractère suffit pour qu'elle ne soit point confondue avec l'imperforation du l'urèthre.

Cependant l'atrésie préputiale, malgré ses signes si faciles à observer, a été quelquefois méconnue. J.-L. Petit raconte l'histoire d'un petit enfant qui portait une tumeur urineuse à la place des organes génitaux, et pour laquelle le chirurgien avait con - seillé des fomentations de vin chaud. Petit l'opéra et le guérit promptement. « Il était temps, ajoute- t-il, que j'arrivasse pour sauver la vie à ce pauvre innocent. Il ne respirait plus; déjà tout son corps était bleuâtre, ses extrémités froides et couvertes d'une humidité gluante. »

Voici un autre fait raconté par Chopart à l'Aca - démie de chirurgie.

### OBSERVATION III.

Imperforation du prépuce ; tumeur volumineuse de la région pé- nienne. — Incision. — Guérison. ( Chopart ; *Maladies des voies urinaires.*)

Un enfant de deux mois et demi n'avait aucune apparence de verge ni de testicules.

Il lui était survenu depuis sa naissance, au des- sous du pubis, une tumeur grosse comme un œuf de poule, ulcérée et très-humide à sa surface. L'ul- cération était criblée de petits trous par lesquels suintaient des gouttelettes de sérosité. On avait re- gardé cette tumeur comme un cancer incurable. Plus tard on vit qu'on avait affaire à une imperforation du prépuce. Une large incision donna lieu à une sorte de bouillie claire. La guérison fut complète au bout d'un mois. La verge prit sa forme naturelle, et les testicules se trouvèrent dans le scrotum.

Toutes les fois qu'on a reconnu une atrésie du prépuce, l'indication est formelle : il faut faire une opération dans un délai aussi court que possible. Assurément, l'incision suffirait, et même elle doit être faite préalablement pour évacuer le liquide de la poche.

Mais par la simple incision, on n'a fait que parer à la nécessité présente ; on a laissé pour l'avenir la possibilité d'un phimosis avec tous ses inconvénients. Au contraire, la résection d'une portion suffisamment étendue du prépuce remplit à la fois les deux indications. Voici donc le traitement habituel que nous croyons pouvoir opposer à l'imperforation du prépuce:

D'abord incision de la poche préputiale, puis, lorsque les parties sont revenues sur elles-mêmes, excision convenable du prépuce afin de prévenir le phimosis consécutif.

## § II. Phimosis congénital.

Il existe deux grandes variétés de phimosis : le congénital et l'accidentel.

Beaucoup d'enfants, nous l'avons dit, naissent avec un prépuce dont l'orifice est trop étroit pour laisser passer le gland. Chez la plupart d'entre eux, cette conformation n'est pas vicieuse ; elle se corrige d'elle-même plus tard, vers l'âge de 10 ans et surtout à la puberté, lorsque la verge s'allonge et que les érections, devenant plus fréquentes et plus énergiques, dilatent naturellement l'orifice rétréci.

Il en résulte que le phimosis, si commun dans les premiers temps de la vie, diminue de fréquence à mesure qu'on avance en âge, et qu'il n'est véritablement définitif qu'après 15 ans ou 17 ans.

L'étroitesse de l'orifice préputial peut exister sans entraîner avec elle aucun inconvénient. L'expulsion de l'urine se fait facilement sans douleur, la sécrétion de matière sébacée n'irrite nullement la muqueuse glando-préputiale, de sorte que l'attention n'est point attirée sur le vice de conformation. Dans ces cas, on a affaire à un phimosis simple, sans aucune complication.

Mais les choses ne se passent point toujours ainsi. Il est rare qu'à un moment donné le phimosis ne manifeste sa présence par des accidents variés. La

7

miction se fait avec peine ; des inflammations lon-
gues et douloureuses se développent sur la muqueuse
du gland et du prépuce. Des adhérences surviennent
consécutivement, qui tiraillent le gland pendant les
érections, gênent le coït et le rendent douloureux.
On n'a plus affaire à une affection simple: c'est alors
un phimosis compliqué. Nous allons examiner successivement la circoncision dans le phimosis cónge-
nital simple et dans ses diverses complications.

1º *Phimosis congénital simple*. — Le phimosis
congénital simple, n'étant pas par lui-même la cause
immédiate d'un trouble fonctionnel, ne réclame
pas une opération urgente. Mais si l'on met en parallèle, d'une part les nombreux inconvénients qu'il
amènerait presque infailliblement, et d'autre part
la bénignité presque constante des opérations faites
sur le prépuce, l'hésitation ne sera pas de longue
durée : on fera l'opération.

Pour le moment, il est inutile d'insister sur les
complications possibles du phimosis ; elles feront
l'objet d'une étude spéciale.

Par avance, nous dirons qu'elles sont nombreuses
et souvent pénibles. Les unes, comme la dysurie, la
balanite, le paraphimosis, la cystalgie, etc..., se
bornent à une simple gêne des fonctions génito-
urinaires. D'autres au contraire compromettent plus
sérieusement ces mêmes fonctions : ainsi la gan-

grène du gland par balano-posthite ou paraphimosis graves, la déformation du même organe par
les calculs du prépuce, le cancer de la verge, la
spermatorrhée, etc.

L'indication est donc formelle : il faut opérer le
phimosis, même non compliqué.

A quelle époque convient-il de faire l'opération ?
Si le phimosis est très-étroit et qu'on n'ait aucun
espoir de le voir disparaître spontanément à la puberté, il faut opérer le plus tôt possible. Plus l'opération serait tardive en effet, plus on aurait de
chances de rencontrer les adhérences du gland et
du prépuce.

Il s'agit maintenant de savoir à quelle opération
il faut recourir. Doit-on faire la dilatation de l'anneau préputial ? doit-on se borner à une simple incision ou bien à une excision partielle ? ou bien
enfin doit-on appliquer d'emblée la circoncision ?

1° Depuis longtemps déjà, Elliot Cones, chirurgien américain, dilatait progressivement pendant
deux ou trois heures le phimosis vénérien, à seule
fin de découvrir le gland et de traiter le chancre.
Mais c'est M. Nélaton, qui vers 1869 appliqua la
dilatation comme méthode de traitement du phimosis simple.

La dilatation se fait brusquement à l'aide d'un
dilatateur spécial à trois branches, introduit dans la

cavité préputiale. Il se produit sur la muqueuse quelques déchirures superficielles dont la longueur varie de quelques millimètres à un centimètre. Le prépuce est ensuite ramené en arrière facilement et maintenu dans cette position. En 1868 (*Gazette des Hôpitaux*), M. Nélaton avait fait sur des enfants quatre opérations de ce genre, qui toutes avaient réussi. Faite une fois sur l'adulte, la dilatation avait échoué.

A notre avis, la dilatation n'est qu'une méthode palliative. Elle peut être employée seulement chez les enfants dont le phimosis n'est pas très-étroit, et, dans cette circonstance, le chirurgien ne fait qu'aider à la nature, chargée de faire lentement la dilatation naturelle. Mais chez l'adulte ou dans les cas de phimosis très-serré, la dilatation brusque sera une mauvaise méthode de traitement: elle ne fera disparaître que pour un moment la conformation vicieuse ; les parties reviendront vite à leur premier état, et même l'affection pourra en être aggravée.

2° Autrefois, en France, l'incision était la méthode généralement adoptée pour le traitement du phimosis simple. Elle peut se faire, soit à la face dorsale (J.-L. Petit et Boyer), soit sur les côtés du frein (Cullerier, Velpeau). Un bistouri dont la pointe est garnie d'une boulette de cire, est glissé à plat entre le prépuce et le gland. Quand la lame a pénétré assez profondément, on retourne le tranchant vers le prépuce, on fait une ponction, et on incise d'arrière en avant.

M. Liégeois se sert de cette méthode, alors que le prépuce ne dépasse pas le sommet du gland; mais, au lieu de bistouri, il emploie des ciseaux (voyez *fig.* 14, qui représente le résultat d'un opéré par lui, ainsi que cette méthode). Cette méthode est la plus simple et la plus expéditive lorsqu'il n'existe pas d'adhérences, mais elle a des inconvénients sérieux: le gland est à peine découvert ; en outre, les deux lambeaux se tuméfient, s'indurent, forment des bourrelets qui pendent de chaque côté du gland « comme des oreilles de chien ». Ce résultat est plus marqué après l'incision ; les malades lui donnent eux-mêmes le nom expressif de « pied de biche».

3º L'excision est un intermédiaire entre l'incision et la circoncision. Après avoir divisé le prépuce, le chirugien retranche une portion des lambeaux flottants et empêche ainsi la formation des bourrelets saillants. Cependant on a vu souvent la partie restante du prépuce s'œdématier et former une tumeur indurée aussi désagréable que le pied de biche.

L'excision pourrait convenir dans cette variété de phimosis que Vidal appelait atrophique Le prépuce est court, mince et s'applique immédiatement sur le gland (Vidal; *Traité des maladies vénériennes*). Il est donc inutile de chercher à retrancher une grande partie de cette membrane; il suffira de débrider l'ouverture, et ensuite de régulariser l'opération.

Mais lorsque le prépuce est très-développé, forme un prolongement plus ou moins considérable en avant de la verge ; en un mot, lorsqu'on a affaire au phimosis hypertrophique de Vidal, et c'est le cas le plus habituel, il faut pratiquer la circoncision.

4° Aussi simple, et peut-être même plus simple que l'excision partielle du prépuce, elle a sur cette dernière l'avantage de donner une ouverture régulière, de prévenir ces engorgements chroniques si désagréables pour les malades. En même temps, le gland est découvert dans une étendue suffisante et n'est plus exposé à ces inflammations si fréquentes.

Voici cependant une objection sérieuse qu'on a élevée contre la circoncision. Il a été dit qu'après la cicatrisation de la plaie, la circonférence du prépuce reste dure, peu extensible, se rétracte même, de telle sorte qu'au bout d'un certain temps le gland ne peut plus être mis à nu; en un mot, le phimosis pourrait récidiver à la suite de la circoncision. Assurément, ce cas s'est présenté plusieurs fois, bien que sur un nombre très-considérable d'opérations faites par nous-même nous ne l'ayons jamais rencontré. Mais nous pensons qu'il ne faut pas attribuer cet échec à la méthode opératoire ; il faut en incriminer plutôt l'opérateur et les circonstances dans lesquelles l'opération s'est faite. Évidemment, si on se borne à enlever une portion insignifiante de la membrane préputiale, on court grand risque de conserver un prépuce trop long et une ouverture trop étroite. L'accident sera également à craindre si on se borne à couper la peau sans entamer la muqueuse, comme cela se voit souvent lorsque l'opération est faite par des personnes inexpérimentées. Mais ce ne sont pas là des vices qu'on puisse reprocher à la méthode elle-même.

Si d'une part le procédé est favorable, et celui que nous avons décrit nous paraît, dans le phimosis simple, remplir toutes les conditions voulues ; si d'autre part l'opération est faite par un chirurgien suffisamment exercé, le résultat sera certainement satisfaisant.

Une autre condition peut se rencontrer, qui amènera également la récidive du phimosis : c'est une inflammation trop vive de la plaie après l'opération. Cette circonstance existe rarement pour le phimosis simple ; elle est plus commune dans le cas de phimosis accidentel, surtout s'il est compliqué actuellement de blennorrhagie ou de chancres.

Pour nous résumer sur le traitement du phimosis

congénital simple, nous dirons que la circoncision est la méthode qui convient dans la majorité des cas; cependant, si l'on a affaire à une simple étroitesse de l'orifice préputial sans hypertrophie du prépuce, on pourra se contenter d'une excision partielle.

2° *Phimosis compliqué de dysurie*. — Dans la majorité des cas de phimosis congénital, l'orifice préputial, bien que trop étroit pour laisser passer le gland, permet néanmoins facilement l'expulsion de l'urine. Cependant il n'en est pas de même dans quelques observations, assez rares il est vrai, dans lesquelles l'étroitesse de cette ouverture est poussée à un degré extrême. Au moment de la miction, l'urine sort facilement de l'urèthre, mais ne s'échappe du prépuce que par un jet filiforme.

En même temps, l'urine en s'accumulant forme une petite tumeur transparente arrondie, qui s'affaisse peu à peu en laissant écouler son contenu par l'ouverture rétrécie du prépuce. Quelquefois le malade est obligé de passer avec ses doigts sur la petite tumeur pour en chasser le liquide.

Les conditions de la formation de la tumeur sont multiples. Elle exige l'absence d'adhérences entre le gland et le prépuce, et elle aura d'autant plus de chances de se produire que le méat urinaire et l'orifice du prépuce ne se correspondent point. Il est

assez important de savoir que la dysurie ne se
montre pas toujours au moment de la naissance ;
elle ne vient souvent qu'au bout de deux ou trois
mois, et même au bout de plusieurs années.
M. Laugier en a rapporté deux exemples curieux
dans les *Archives de médecine* de 1831. Nous en
donnons ici le résumé.

## OBSERVATION IV.

Phimosis congénital. Dysurie. Adhérences générales du prépuce
et du gland. — Circoncision. — Guérison. (Laugier; *Archives
de médecine*. 1831.)

Un enfant, bien conformé d'ailleurs, naquit avec
un phimosis congénital. Il urinait assez bien, et on
pouvait espérer qu'il atteindrait l'âge de la puberté
pour que l'opération lui fût pratiquée. Mais la dysurie
s'accrut, et le jet devint filiforme ; l'enfant criait
chaque fois qu'il allait uriner, et s'apaisait après la
miction. Il fallait opérer. L'introduction d'un stylet
ou d'une sonde cannelée était impossible; pendant
l'émission de l'urine, la poche de J.-L. Petit ne se
formait pas.

Y avait-il adhérences, et ces adhérences étaient-
elles générales? Cela était probable; cependant le
gland était facilement repoussé en arrière.

Une première tentative d'opération fut faite au
moyen du procédé de J. Cloquet (incision en bas
et sur le côté). Mais la sonde ne pénétra point

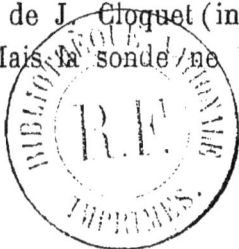

entre le prépuce et le gland, et la peau seule fut incisée. Néanmoins un grand soulagement eut lieu. Plus tard, après la cicatrisation, la coarctation se reproduisit. Soupçonnant alors que l'adhérence était générale, et reculant devant l'idée de disséquer la muqueuse, le chirurgien pratiqua la circoncision en saisissant le bout du prépuce doucement attiré en avant du gland, tandis que celui-ci était repoussé en arrière par le doigt d'un aide. L'opération fut faite d'un coup de bistouri. La couche muqueuse du prépuce adhérait au gland dans toute sa surface jusqu'auprès du méat urinaire, à la distance de un tiers de ligne. Celui-ci avait sa longueur normale. Aussi le petit malade urina facilement. Aucune hémorrhagie n'eut lieu, aucun pansement ne fut fait. On se contenta de baigner l'enfant. L'opération est faite depuis plusieurs mois, et le cours de l'urine est très-libre.

### OBSERVATION V.

Phimosis congénital. Dysurie habituelle. Adhérence partielle du prépuce et du gland. — Circoncision. — Guérison. (Laugier; *Archives de médecine*. 1831.)

Un enfant de 6 ans avait habituellement de la difficulté à uriner. Peu à peu le jet de l'urine s'amoindrit, l'expulsion en fut plus longue et plus douloureuse; enfin, un jour il survint une rétention d'urine complète.

L'enfant fut alors amené au bureau central des hôpitaux. M. Laugier reconnut la rétention d'urine, et constata que la vessie était fort distendue. Du reste, il n'existait aucune poche préputiale. Impossibilité d'introduire un stylet par l'ouverture du prépuce. L'opération était urgente. Aidé par le père de l'enfant, qui maintenait le gland refoulé en arrière, M. Laugier enleva, comme précédemment, l'extrémité du prépuce. Le gland resta coiffé de la muqueuse. A l'aide d'une petite sonde cannelée introduite entre la face dorsale du gland et cette muqueuse, le chirurgien fait le débridement ordinaire. Les adhérences existaient seulement sur les côtés. Le méat urinaire était très-dilaté. La vessie était paralysée par la distension exagérée qu'elle avait subie. Il fallut faire le cathétérisme. L'enfant n'a pas été suivi après l'opération.

Quand l'opération est faite de bonne heure, les inconvénients occasionnés par la rétention d'urine disparaissent rapidement; mais dans le cas contraire des désordres graves peuvent survenir.

Voici une observation rapportée par Vidal, d'après un journal allemand, où ces désordres ont été constatés.

## OBSERVATION VI.

*Phimosis congénital. Dysurie prolongée. — Circoncision. Dilatation considérable de l'urèthre, de la vessie.* (Vidal; *Traité de pathologie externe.*)

Un jeune homme de 20 ans avait un phimosis congénital tellement prononcé, qu'il n'admettait pas la plus petite sonde. La tumeur préputiale se formait pendant la miction. Quand on fit la circoncision, l'urine sortit par un jet de la grosseur du petit doigt, mais ce jet n'était pas lancé, et il « tombait pour ainsi dire perpendiculairement à l'orifice uréthral ». Le calibre de l'urèthre avait dépassé celui du col vésical. La vessie elle-même était très-distendue.

Dans les deux dernières observations, les accidents se sont développés à une époque assez avancée de la vie. Par quel mécanisme? Il faut penser que la muqueuse préputiale qui recouvrait le gland jusqu'au pourtour du méat urinaire s'est enflammée peu à peu sous l'influence de diverses excitations, s'est tuméfiée, et a subi consécutivement une véritable rétraction.

Comme on le voit, la dysurie est une complication assez sérieuse pour réclamer l'attention du chirurgien.

La circoncision, et la circoncision seule, est alors

indiquée. La dilatation, si elle était possible, ne remé-
dierait que pour quelques moments aux troubles de
l'excrétion urinaire. Dans la plupart des cas, le
phimosis est compliqué d'adhérences ; alors on mo-
difiera l'opération, comme nous l'avons dit déjà et
comme nous le répétons un peu plus loin.

3° *Phimosis congénital compliqué de calculs préputiaux.* — Les calculs qu'on rencontre dans la cavité
préputiale reconnaissent deux modes de formation
différente: ou bien ce sont des graviers venus de la
vessie qui n'ont pu franchir l'orifice préputial, ou
bien c'est un calcul, né sur place, dont le noyau est
souvent de la matière sébacée desséchée. Cette dernière origine des calculs est la plus fréquente. Le
Dr Bourdillat, dans sa Thèse sur les calculs uréthraux
et préputiaux, a rassemblé la plupart des observations
intéressantes sur ce sujet. La lecture de quelques-
uns de ces faits donnera, mieux que toutes les des-
criptions, une idée exacte de ces calculs et des inconvénients qu'ils entraînent.

### OBSERVATION VII.

Phimosis congénital. Calculs du prépuce du volume d'une prune.
— Opération. — Guérison. (Petit; choisi des *Maladies chirur-
gicales*. 1774.)

Un enfant de 6 ans avait dès sa naissance le prépuce si étroit qu'il urinait toujours avec douleur,

Pendant trois ans, il n'eut que cette seule incommo-
dité; quoiqu'elle lui causât beaucoup de douleur,
il s'y était pour ainsi dire habitué, et ses père et
mère ne s'en effrayaient point. Au commencement
de sa quatrième année, la difficulté d'exprimer les
dernières gouttes d'urine fut suivie et accompagnée de si grandes douleurs qu'il n'osait plus com-
primer son prépuce pour les faire sortir, de manière
que le restant sortait goutte à goutte le long de ses
cuisses.

Dans ce temps-là, on s'aperçut qu'il y avait une
pierre dans la cavité préputiale; on la poussait de
côté et d'autre sans causer aucune douleur, mais
elle augmenta peu à peu, de sorte que, étant grosse
comme une prune, on ne pouvait plus la changer de
place; celle qu'elle garda toujours depuis fut le
bas du gland du coté du filet, où elle augmenta au
point d'intercepter de temps en temps le cours de
l'urine. Enfin, la difficulté devint si grande dans la
sixième année, que l'on eut recours à moi. Je fis
l'opération convenable; il fut parfaitement guéri.

OBSERVATION VIII.

Calculs multiples du prépuce. — Incision. — Guérison. (Gibier;
Journal de Vandermonde, tom. IX.)

Un jeune garçon, âgé d'environ 12 ans, se trouve
incommodé d'une grosseur à l'extrémité de la verge,

que l'on crut d'abord être une inflammation qui pourrait se terminer par suppuration, sur laquelle on mit des émollients et fomentations pendant long-temps et fort inutilement, car la tumeur grossissait sensiblement et avait acquis le volume d'une pomme reinette, ce qui empêchait le libre cours de l'urine, qui ne sortait qu'avec peine.

Ayant bien examiné la tumeur, en la touchant on entendait une crépitation, ce qui détermina à faire une incision au prépuce, après laquelle il sortit sept pierres qui étaient entre le gland et le prépuce, de la grosseur de petits dés à jouer, de figure irrégu-lière, fort blanches et très-polies, qui s'étaient for-mées en cet endroit. Depuis ce temps, le malade s'est toujours bien porté.

### OBSERVATION IX.

Phimosis. Calcul en forme de croissant embrassant la couronne du gland. — Incision du prépuce, puis broiement du calcul. (Deschamps; *Traité de la taille.* 1740.)

Un magistrat de 64 ans éprouvait depuis long-temps une douleur sourde à l'extrémité de la verge ; l'ouverture du prépuce laissait couler les urines avec lenteur. A l'aide d'une sonde cannelée, Deschamps reconnut un corps dur, embrassant circulairement la couronne du gland. Il fit une incision supérieure au prépuce, puis, le gland mis à découvert, il vit un cercle pierreux placé derrière la couronne et qui imitait parfaitement un croissant dont les extrémités touchaient le frein. Après plusieurs efforts inutiles pour dégager le gland, il fut obligé de briser le calcul avec une pince d'horloger. Il ne survint aucun accident, et le malade guérit.

OBSERVATION X.

Phimosis congénital. Gêne de la miction. Calculs nombreux du prépuce. — Incision. — Guérison. (Demeaux; *Bulletin de la Société anatomique*. 1840.)

Le 20 janvier 1840, mon serrurier, âgé de 20 ans, est entré à l'hôpital de la Charité dans le service de M. Velpeau.

Atteint de phimosis congénital, il a toujours eu de la peine à uriner; il se formait à chaque fois une boule qui disparaissait rapidement; le jet était sans force, en tire-bouchon. A 18 ans, l'extrémité de la verge acquit un volume plus considérable, et le prépuce fut le siége d'un écoulement purulent. A son entrée à l'hôpital, les organes génitaux sont bien conformés, sauf le pénis, qui se termine par un renflement du volume d'un œuf de poule. L'orifice préputial permet à peine l'introduction d'un stylet.

L'écoulement continue, et de temps en temps il se produit des difficultés de la miction. En pressant la tumeur, il est facile de constater une crépitation particulière qui indique d'une manière positive la présence de graviers mobiles.

Le 28 janvier, M. Velpeau fit une incision inférieure près du frein, avec un bistouri guidé par une sonde cannelée. On retira ensuite trente-huit calculs dont le plus gros pesait 4 grammes. Le centre était formé par une matière blanche peu consistante et très-friable; le reste était constitué en grande partie par le phosphate ammoniaco-magnésien. Le gland avait presque entièrement disparu sous la pression des calculs ; il était complètement déformé.

Le prépuce étant épaissi et lardacé, M. Velpeau se demanda s'il ne valait pas mieux le retrancher. Il finit par le conserver. Les suites de l'opération furent très-simples, et le malade guérit en deux mois. Un cathétérisme explorateur a démontré qu'il n'existait pas de calcul dans la vessie.

Les calculs du prépuce, comme on le voit, ne constituent pas une affection grave ; cependant la douleur, la gêne de la miction, la déformation du gland, qu'ils finissent par amener, sont des inconvénients assez sérieux pour qu'on cherche à les prévenir par l'opération du phimosis.

Cette opération doit être faite de bonne heure, aussitôt que la maladie est reconnue, car on ne doit pas espérer l'expulsion spontanée des corps étrangers. L'opération la plus convenable est la circon-

cision. Mais il faut auparavant faire une incision dorsale ou latérale pour retirer du prépuce les calculs
qui le remplissent. L'incision préliminaire fait disparaître la complication actuelle, la circoncision
l'empêche de se reproduire.

Le procédé de M. Cusco nous paraît tout à fait
indiqué dans une circonstance semblable. Si on n'a
pas à sa disposition les instruments nécessaires, on
fait une incision dorsale sur la sonde cannelée, ou
bien avec le bistouri armé d'une boulette de cire;
puis, après avoir découvert le gland, on saisit de
chaque côté avec des pinces à pansement la partie
qu'on veut retrancher, et on l'excise. Si le prépuce
est court, ce qui est l'exception, on se borne à une
excision partielle. Dans le cas contraire, on fait la véritable circoncision.

Une petite affection qui se rapproche beaucoup de
la précédente et se confond même quelquefois avec
elle, c'est l'amas de matières sébacées endurcies sous
le prépuce. Ce que nous venons de dire des calculs
s'applique aussi bien à ces corps étrangers.

4° *Phimosis compliqué de balano-posthite.* — Voici
ce que dit M. Fournier dans son article *Balanite* du
*Dictionnaire de médecine et de chirurgie pratiques* : « A
mon sens, et d'après mes recherches, il est une condition capitale qui domine l'étiologie de la balanite: c'est
le phimosis, ou plutôt, d'une manière générale, c'est

l'état couvert du gland. Cette disposition anatomique a une importance telle ici, que souvent elle suffit seule à développer la maladie sans le concours d'autres causes aggravantes. Ainsi, il n'est pas rare de rencontrer des personnes affectées de phimosis qui, en dehors de tout rapport suspect, en dépit des soins de propreté les plus assidus, ne peuvent éviter de fréquentes et interminables balanites. Inversement, l'affection est très-rare chez les sujets à prépuce court, et d'autant plus rare que le prépuce est plus court ; elle ne se rencontre jamais, du moins elle est aussi exceptionnelle que possible chez les sujets circoncis. »

Ainsi donc, le phimosis seul suffit pour développer la balano-posthite, et c'est à cette cause que sont dus la plupart des écoulements observés chez les enfants et chez les jeunes gens qui n'ont pas eu de rapports sexuels. Le smegma préputial s'accumule d'abord à la couronne, puis sur le gland lui-même, et, comme les lotions sont difficiles, il entretient une irritation plus ou moins vive qui finit par amener l'inflammation. Les climats chauds prédisposent singulièrement à cette maladie, et les médecins militaires assurent que les soldats français en Algérie sont souvent atteints de cette gonorrhée ou chaudepisse bâtarde.

Cette circonstance explique aussi comment la circoncision religieuse a pris naissance et s'est surtout développée dans les pays chauds. C'est surtout dans les cas de phimosis que l'on observe ces balanites à répétition qui font le tourment des malades. La moindre cause , fatigue, excès alcooliques, érections, pollutions, etc..., suffit pour amener une poussée inflammatoire. De cette façon, la balanite se perpétue par une série de récidives qui se succèdent pendant des mois et des années.

A la vérité, l'écoulement balano-posthite n'est pas dangereux, le pus qu'il fournit n'est pas contagieux ; mais c'est là l'origine des adhérences du gland et du prépuce, adhérences qui plus tard seront les causes de vives douleurs pendant le coït et compliqueront l'opération du phimosis lorsqu'elle sera devenue urgente. « J'ai dû, dit Cullerier, opérer un jeune homme affecté de phimosis congénital, qui depuis son enfance avait été en proie à un certain nombre d'atteintes de symptômes évidents de balano-posthite. J'eus beaucoup de peine à faire une dissection convenable, et il me fallut pour ainsi dire reconstituer le prépuce avant de le réséquer, tant l'adhérence était complète sur tous les points.» C'est également une cause fréquente des végétations du gland.

L'œdème chronique du prépuce a été observé également dans les mêmes conditions par M. Ricord. Le prépuce reste volumineux, devient dur, lardacé, squirrhoïde, et se maintient tel pendant un

temps indéfini, malgré tous les traitements. D'après
M. Fournier, ce serait une lésion presque incurable,
et la circoncision même ne réussirait pas toujours
à débarrasser le malade de cette pénible infirmité.

Le phimosis, nous venons de le dire, peut être
lui-même une cause de balanite. Bien plus souvent
il n'est qu'une cause prédisposante, et alors l'inflammation balano-préputiale se développe, soit par
l'excitation mécanique du coït, soit par la rétention
de liquides irritants sous le prépuce, à la suite de
rapports avec des femmes affectées d'écoulements.
Le mécanisme de cette inflammation est très-facile
à comprendre. La muqueuse, continuellement ados-
sée à elle-même, est douée d'une finesse, d'une
sensibilité exquises, et une irritation, même légère,
qui dans les conditions habituelles passerait ina-
perçue, suffit ici pour amener des accidents.

En outre, les liquides retenus dans la cavité du
prépuce peuvent beaucoup plus facilement pénétrer
les tissus.

C'est surtout dans ces cas de balanite pour ainsi
dire infectante qu'on observe les phénomènes inflammatoires les plus violents, et même la gangrène
du prépuce. Cependant la gangrène du prépuce est
une affection assez rare. Ricord en a rapporté deux
observations avec planches dans son *Traité icono-
graphique des maladies vénériennes.* Lallemand l'a-
vait déjà signalée dans son *Traité des pertes sémi-*

*nales ;* enfin, Venot fils (de Bordeaux) en a donné trois autres cas dans le *Journal de médecine de Bordeaux* de 1859. Comme exemple de gangrène du prépuce compliquant le phimosis, nous allons résumer une des trois observations de M. Venot fils.

## OBSERVATION XI.

Phimosis congénital. Chancre. Gangrène du prépuce.— Guérison.
(Venot; *Journal de médecine de Bordeaux.* 1859.)

Guillaume S.., tailleur, 21 ans, était atteint d'un phimosis congénital qui jusqu'alors n'avait amené aucune gêne ni aucun accident pour les rapports sexuels.

Le 20 décembre, il s'exposa à la contagion. Peu après, il sentit des picotements qui se changèrent en douleurs lancinantes. Le prépuce était enflammé et rouge. Rien ne coulait par l'orifice. Pour tout traitement, compresses d'eau blanche.

Quand il se présenta à l'hôpital, le 20 janvier, le gland était engagé dans une fenêtre ouverte à la partie dorsale du prépuce, dont l'extrémité, logée en dessous et dirigée en bas, donnait au pénis un aspect bifide. Le malade racontait que quelques jours avant, à l'endroit où paraissait le gland, la peau était devenue violette dans un espace grand comme une pièce de 50 centimes, et que cette partie violette s'était détachée. Il souffrait encore beau-

coup. Tout était très-rouge et engorgé. La partie
inférieure du prépuce surtout était longue et grosse
comme le quart d'une saucisse. Évidemment le
gland était étranglé à la fenêtre préputiale, et il
s'était formé une espèce de paraphimosis incomplet.
Il suffit de détruire l'isthme qui séparait l'ouverture
physiologique de la fenêtre accidentelle, pour faire
cesser cet état de choses. Il existait sur le gland un
chancre en voie de réparation. Quand la cicatrisation
fut complète, on réséqua l'appendice laissé par la
gangrène. La guérison se fit rapidement.

De l'avis des médecins qui s'occupent des maladies vénériennes, la gangrène du prépuce est une
affection plus effrayante que douloureuse. Elle est
presque toujours limitée à une portion de la face
dorsale du prépuce, de sorte qu'après la chute de
l'eschare il en résulte une perforation circulaire à
travers laquelle s'échappe en partie le gland (Hunter).
Quand elle est plus étendue, elle détruit le prépuce
jusqu'à la rainure glando-préputiale, en respectant le
frein, de sorte que le résultat ressemble absolument
à celui que donne la circoncision. Rarement le gland
est atteint profondément. Quand l'inflammation
balano-posthite est vive, il faut retarder l'opération ;
la réunion immédiate, qu'on doit toujours tenter,
n'aurait pas de chances de réussir. Des injections
émollientes et plutôt encore astringentes, véritable

antiphlogistique de ces muqueuses, seront employées jusqu'à la chute des accidents inflammatoires. Alors seulement on pensera à l'opération. Si la gangrène se présente et qu'elle soit déjà limitée, il faut attendre patiemment la chute de l'eschare, et plus tard régulariser le prépuce. Dans le cas où cette mortification serait imminente par suite de la violence de l'inflammation, on pourrait faire le débridement du prépuce par une incision dorsale.

M. Ricord préfère l'opération, assez ingénieuse, qu'il appelle la circoncision en quatre temps:

1° Incision verticale du prépuce dans toute sa hauteur supérieurement, à l'aide d'un bistouri insinué entre cet organe et le gland ;

2° Incision semblable de la face inférieure du prépuce sur l'un des côtés du frein ;

3° et 4° Incision des deux lambeaux latéraux.

Cette opération a sur le débridement l'avantage d'être définitive et de remédier à la fois, et à l'inflammation, et au phimosis qui en est la cause première.

5° *Phimosis compliqué d'adhérences.* — Les adhérences du gland et du prépuce forment la complication la plus fréquente et la plus fâcheuse du phimosis. Au point de vue de l'étiologie, il faut en distinguer deux sortes : les adhérences congénitales et les adhérences accidentelles. Nous avons déjà parlé

des premières au début de ce travail ; nous n'y reviendrons pas.'Quant aux secondes, elles reconnaissent pour cause constante l'inflammation simple ou
ulcérative de la muqueuse glando-préputiale. Le
mécanisme de ces adhérences est trop facile à comprendre pour que nous nous y arrêtions davantage;
nous ferons seulement remarquer qu'elles sont très-
fréquentes et pour ainsi dire inévitables à la suite
du phimosis accidentel, surtout de celui qui est
causé par les ulcérations de la muqueuse. Voici,
observé par nous, un exemple de phimosis compliqué
d'adhérences.

### OBSERVATION XII.

Phimosis compliqué d'adhérences. — Circoncision.

Au commencement de cette année, un homme
atteint de phimosis entrait à l'hôpital du Midi,
salle 12, lit 17, dans le service de M. Liégeois.

Cet homme venait d'Afrique, où il avait fait un
long séjour, pendant lequel des ulcérations lui étaient
survenues à la surface du gland. Jusqu'alors il n'a-
vait eu ni phimosis ni adhérences ; mais après la
guérison des ulcérations, et quand il fut de retour
en France, il s'aperçut de l'étroitesse de son prépuce
et d'un écoulement qui avait lieu par l'orifice préputial rétréci. M. Liégeois, après l'avoir examiné, lui
fit l'opération de la circoncision.

La surface du gland dans tout son pourtour était

le siége d'adhérences partielles,plus rapprochées du méat à la face inférieure qu'à la face dorsale du gland, mais cependant assez résistantes.

De plus, on voyait que l'adhérence n'occupait pas entièrement la face dorsale du gland, et l'on remarquait à ce niveau des cavités ou culs-de-sac ulcérés d'où la pression faisait sortir un peu de pus.

Nous avons introduit des stylets très-fins dans ces culs-de-sac (voy. *fig.* 16), dont les uns se laissaient déchirer assez facilement, et dont les autres, plus durs, ne cédaient qu'à l'action du bistouri.

Lorsqu'elles sont congénitales , les adhérences appartiennent presque toujours à la première catégorie.

Les adhérences dures ne se montrent guère qu'à la suite des ulcérations.

Le diagnostic des adhérences n'est pas toujours facile : lorsque l'orifice préputial permet l'introduction d'un stylet, on peut explorer toute la périphérie du gland et porter un diagnostic précis. Mais si l'orifice préputial est trop étroit pour laisser passer l'instrument, l'exploration n'offre plus la même simplicité. La mobilité du gland sur les téguments n'est pas une condition suffisante pour pouvoir affirmer qu'il n'y a pas d'adhérences ; car les mouvements, au lieu de se passer entre les deux muqueuses du gland et du prépuce, peuvent se passer entre la peau de la verge et la muqueuse préputiale. Si la poche urineuse, si bien décrite par J.-L Petit, se forme tout autour de l'extrémité de la verge, on peut affirmer qu'il n'y a pas d'adhérences ; mais l'absence de ce signe ne peut pas faire conclure à leur existence. Dès-lors un débridement préliminaire devient nécessaire pour pouvoir porter le diagnostic.

Nous avons dit plus haut que les adhérences formaient une complication fâcheuse du phimosis. En effet, la dénudation du gland ne se fait pas toujours sans difficulté ni sans une effusion assez grande de sang, de sorte que l'opération devient longue et peut s'accompagner d'une hémorrhagie grave.

Quelle est l'opération qu'on peut appliquer au phimosis avec adhérences? Jusqu'alors, en France, on a presque continuellement employé le procédé de J.-L. Petit, qui consiste en une incision dorsale avec décortication du gland, ou bien dissection des deux lambeaux latéraux. Rarement Petit faisait deux incisions latérales et excisait le petit lambeau médian.

Par ce procédé, le temps de l'incision n'est pas toujours facile à exécuter : quand les adhérences ne sont que partielles, on peut encore introduire une sonde cannelée sous le prépuce, et l'on a ainsi un guide pour la lame du bistouri ; mais si les adhérences sont générales, l'introduction de la sonde cannelée est impossible. J.-L. Petit faisait alors l'incision de dehors en dedans ; il coupait d'abord la peau, puis il incisait lentement, de manière à arriver jusque sur le gland. Il reconnaissait que la muqueuse du prépuce était coupée de telle sorte que, la faisant tirer de chaque côté de la plaie en sens inverse, cette muqueuse ne se tendait pas et déprimait le gland.

Quelques opérateurs trouvent qu'il est préférable de déchirer les adhérences avant de faire l'opération. Dans ce cas, on introduit sous le prépuce un stylet ou une sonde cannelée qu'on promène tout autour du gland en exerçant une certaine violence. C'est là une manœuvre que nous blâmons énergiquement, bien qu'elle soit vulgairement employée en Égypte pour la circoncision ordinaire. On s'expose à déchirer la muqueuse du prépuce, à en laisser les lambeaux : d'où résultent des inflammations consécutives très-vives, des rétractions du prépuce et des douleurs déchirantes. A notre avis, le phimosis avec adhérences réclame la circoncision tout aussi bien que le phimosis simple. Il est seulement nécessaire que l'opération soit un peu modifiée, comme nous l'avons indiqué déjà précédemment.

Après avoir saisi avec la pince une longueur convenable du prépuce, on fait la circoncision de la peau, qui, une fois coupée, demeure à un centimètre en arrière du gland. La muqueuse reste accolée sur ce dernier organe, mais il est alors possible d'introduire sous celle-ci, soit une branche de ciseaux, ou bien une sonde cannelée, et d'y faire ainsi une incision antéro-postérieure. On déchire ensuite, par le simple écartement des lambeaux et du gland avec les doigts, ou bien l'on dissèque les adhérences ; puis on rabat la muqueuse en arrière du gland, pour recouvrir la plaie et faire la suture, qui se fait du reste comme dans les cas ordinaires.

Lorsqu'il survient une hémorrhagie à la suite de la déchirure ou de la dissection des adhérences, elle s'arrête généralement d'elle-même. Dans le cas où elle deviendrait dangereuse par son abondance et par sa persistance, il faudrait recourir aux poudres hémostatiques et surtout à la compression. L'écoulement se faisant en nappe par les réseaux vasculaires déchirés du tissu spongieux, la ligature des vaisseaux n'aurait aucune chance de réussir, mais cela n'arrive que lorsque la dissection a lieu.

6° *Phimosis compliqué de paraphimosis.* — Le paraphimosis peut se produire lorsque, le gland étant habituellement découvert, la verge se tuméfie considérablement. Il se produit aussi lorsque le prépuce, très-étroit, après avoir été porté en arrière de la couronne du gland, ne peut plus être ramené à sa position habituelle. C'est là le cas le plus commun et celui qui nous intéresse.

Le paraphimosis se produit, soit pendant le coït, soit quand le malade découvre lui-même et volon-

tairement son gland. Il ne rentre pas dans notre
sujet de faire l'histoire du paraphimosis. Nous dési-
rons seulement rappeler que s'il n'est pas réduit à
temps, il peut amener des désordres graves du côté
de la verge : la gangrène partielle ou totale du gland
et des corps caverneux, des adhérences et surtout
des cicatrices vicieuses, gênant plus tard les érections,
telles sont les conséquences possibles de cette complication du phimosis.

Deux indications se présentent dans le traitement
du paraphimosis :

1° Faire cesser l'étranglement de la verge ;

2° Empêcher l'accident de se reproduire.

Le seul moyen de faire cesser l'étranglement est
d'opérer la réduction. Pour cela, M. Ricord conseille
de saisir le gland avec une compresse mouillée, de le
serrer fortement avec une main, pendant qu'avec l'autre on cherche à ramener le prépuce en avant. Dans
les cas où l'on a affaire à la première variété de
paraphimosis, celle qui survient par gonflement de
la verge, cette manœuvre est toujours suffisante.
Mais il n'en est plus de même s'il existait antérieurement un phimosis. Bien souvent alors on est
obligé de recourir à quelques petits débridements
sur l'anneau constricteur.

Quand la réduction est opérée, il faut laisser revenir les parties enflammées à leur état normal et
alors se préoccuper de la seconde médication : pré-

venir le retour des accidents. L'opération du phimosis dans ces conditions ne présente rien de spécial : on suivra, selon les cas, les procédés que nous
avons déjà recommandés pour le phimosis simple
ou compliqué d'adhérences.

7° *Phimosis compliqué de cancer de la verge.* —-
Déjà nous avons vu que les balanites à répétitions
laissaient quelquefois à leur suite un état œdéma-
teux du prépuce. A l'œdème succède une induration
comme squirrheuse, cartilagineuse, qui résiste à tous
les traitements et persiste même après la circoncision.

Un pas de plus, et nous nous trouverons en face
de cette variété de causes qui débutent par le prépuce
et restent pendant longtemps limitées aux téguments
de la verge. D'ailleurs, c'est un fait reconnu par plusieurs observateurs que le cancer vient plus fréquemment chez les individus atteints de phimosis. Aussi
William Hey dit que sur 12 individus affectés de
cancer de la verge 9 avaient eu un phimosis. Dans
un Mémoire présenté à la Société de médecine de
Paris en 1819, Wade arrivait aux mêmes conclusions. Enfin, en 1825, Bernard communiquait à
l'Académie des faits analogues.

Assurément, il faut accepter avec réserve une pareille étiologie du cancer de la verge ; cependant
on doit s'incliner devant les faits quand ils sont

nombreux et bien observés, et accepter une théorie que le raisonnement est loin de repousser.

Le traitement du cancer des téguments de la verge ne rentre pas, à proprement parler, dans les indications de la circoncision. Ce n'est plus une opération régulière qu'on est appelé à pratiquer ; c'est une ablation de la tumeur qu'il faut faire largement pour éviter toute récidive.

8° *Phimosis congénital avec troubles des fonctions de la génération.* — Les fonctions génitales sont quelquefois compromises ou tout au moins gênées par le fait seul du phimosis.

L'intromission du pénis peut être pénible, douloureuse et suivie de déchirures du prépuce.

J.-L. Petit raconte l'observation suivante :

### OBSERVATION XIII.

Un jeune homme vint me consulter sur ce que, depuis quinze jours qu'il était marié à une jeune veuve, il n'avait pu consommer le mariage ; il était novice et n'avait jamais connu d'autres femmes que la sienne; mais celle-ci, ayant plus d'expérience, s'aperçut bientôt qu'il n'était pas conformé comme son premier mari et lui conseilla de me consulter. Il se plaignait de ce que, lorsqu'il voulait introduire la verge, il souffrait et faisait souffrir la femme.

L'ayant examiné, je connus d'abord que la grosseur de la verge n'était pas la cause du cas dont il s'agissait : le prépuce était adhérent au gland, et il me parut l'être dans toute son étendue, excepté environ une ligne à la circonférence du trou de l'urèthre. Je connus que la verge ne pouvait glisser contre les parois de la vulve et que, faisant effort pour l'introduire, il en résultait deux choses : la première, que l'ouverture de l'urèthre était violemment tirée dans tous les points de sa circonférence et lui causait beaucoup de douleur; la seconde, que la verge, ne pouvant glisser contre les parois de la vulve , causait aussi beaucoup de douleur à la femme.

La cause de l'adhérence du prépuce était un phimosis que le jeune homme avait dès sa naissance ; on avait négligé de lui faire l'opération, laquelle dans le temps n'eût été qu'une bagatelle. Dès l'âge de 7 à 8 ans, il fut sujet à des suppurations entre le gland et le prépuce qui revenaient souvent et furent suivies de l'adhérence des parties excoriées.

La présence du prépuce sur le gland peut gêner l'éjaculation, imprimer une mauvaise direction au sperme et empêcher la fécondation. Voici une observation qui tendrait à démontrer la réalité du fait :

## OBSERVATION XIV.

Cas de stérilité chez l'homme cessant après la guérison d'un phimosis. (Baudin ; *Journal de médecine pratique.* 1866.)

Un négociant, âgé de 33 ans, était marié depuis cinq ans sans avoir eu d'enfants. Il vint consulter le D<sup>r</sup> Baudin, qui, après avoir examiné la femme et l'avoir reconnue bien conformée, attribua la stérilité du mariage au phimosis du mari.

Le prépuce était très-long, et il se formait une poche pendant la miction. M. Baudin pratiqua l'opération par le procédé d'Amussat : une cautérisation linéaire fut pratiquée avec la pince porte-caustique, chargée de caustique Filhos et de pâte de Canquoin. On la laissa appliquée quelques heures. L'eschare tomba le quatorzième jour. Depuis lors, la miction se fit très-facilement, et un an après l'opération Mme X... accoucha d'un enfant à terme.

Nous sommes conduit maintenant à parler d'une complication plus grave et moins bien démontrée du phimosis : c'est la spermatorrhée.

Déjà Lallemand, dans son *Traité des pertes séminales,* avait cherché à établir la relation qui existe entre cette affection et le phimosis congénital.

En 1851, M. Fleury présenta à l'Académie de médecine un Mémoire dans lequel il vient corroborer l'opinion de Lallemand. Voici quelques-uns de ces faits :

### OBSERVATION XV.

Phimosis naturel. — Depuis la puberté, pollutions nocturnes très-fréquentes; matière sébacée abondante et fétide entre le prépuce et le gland. — A 23 ans, circoncision. — Guérison immédiate. (Lallemand; *Des pertes séminales.*)

B..., 23 ans, était depuis quatre ans sujet à des troubles nerveux variés. Il était devenu triste, hypochondriaque; ses digestions étaient pénibles, ses fonctions intellectüelles paresseuses.

Ces symptômes devaient être attribués à des pollutions dont la fréquence et l'abondance avaient été en augmentant depuis la puberté. Il en avait presque toutes les nuits et quelquefois deux et trois dans une nuit. Il n'avait presque jamais observé d'ascarides dans ses matières fécales, ni éprouvé de démangeaisons à l'anus. Il affirma n'être point adonné à la masturbation et n'avoir jamais eu de rapports avec aucune femme.

L'ouverture du prépuce était très-étroite, et il s'en échappait de la matière sébacée. Quelques pressions exercées d'arrière en avant en firent sortir une grande quantité d'un aspect laiteux et d'une odeur infecte.

Lallemand pensa que ce vice de conformation était la cause première des pertes séminales, et conseilla la circoncision; elle fut adoptée et pratiquée immédiatement. Autour du gland, et surtout vers sa base, se trouvait une grande quantité de matière sébacée, semblable à du fromage mou. Le gland était d'un rouge-vif, presque partout privé d'épithélium, d'une sensibilité excessive, et le moindre frottement en faisait transsuder quelques gouttes de sang.

Depuis ce moment, B..... passa douze ou quinze nuits sans avoir de pollutions, c'est-à-dire qu'elles n'eurent plus lieu que par plénitude des vésicules séminales. Un changement rapide s'opéra dans sa santé et ses habitudes ; au bout d'un mois, il n'était pas reconnaissable.

OBSERVATION XVI.

Phimosis congénital, accidents graves du côté des organes génito-urinaires. — Opération. — Hydrothérapie. — Guérison. — (Fleury ; *Gazette des hôpitaux*. 1851.)

X..., 27 ans, est atteint d'un phimosis congénital. De 12 à 20 ans, il s'est livré à la masturbation. A 20 ans, il commence à avoir quelques rapports, mais peu fréquents, avec les femmes. A ce moment, le plaisir vénérien est très-faible et quelquefois même remplacé par de la douleur, à cause de la brièveté du frein, qui s'insère à l'orifice de l'urèthre et pendant l'érection courbe la verge en arrière.

En 1845, à l'âge de 25 ans, il commence à éprouver de fréquents besoins d'uriner, besoins qui vont en augmentant et s'accompagnent plus tard de rêves érotiques, de pollutions nocturnes, puis de pertes séminales et d'urines. Les traitements les plus variés ne produisent aucun résultat, et quand il vient à l'établissement hydrothérapique de Bellevue, en 1846, il est obligé d'uriner, toutes les heures, et continue d'avoir de la spermatorrhée.

M. Fleury reconnaît un phimosis; ayant déjà vu plusieurs cas semblables, il juge convenable de pratiquer l'opération. Six semaines après, tous les accidents avaient disparu: érections, pollutions nocturnes, spermatorrhée, cystalgie, etc.....

D'après les auteurs qui se sont occupés de ce sujet, la spermatorrhée serait due à l'irritation produite sur le gland par l'accumulation du smegma, accumulation qu'il est difficile de prévenir, à cause de l'impossibilité des lotions complètes.

Tout d'abord cette irritation se borne à produire des érections fréquentes qui portent le malade à la masturbation. Bientôt surviennent les pollutions nocturnes, et enfin l'écoulement involontaire de la semence, avec tous les inconvénients si bien décrits par Lallemand : tristesse, hypochondrie, impuissance génitale, etc...

Un argument qu'on pourrait invoquer en faveur de cette théorie, c'est le développement des mêmes accidents dans les cas de simple allongement du prépuce ou même de simple hypersécrétion sébacée par un herpès préputialis chronique.

Lallemand rapporte neuf observations d'allongement du prépuce et de dartre préputiale coexistant avec la spermatorrhée et d'autres troubles urinaires. Il serait peut-être un peu téméraire de croire dans tous ces cas à une relation de cause à effet, mais il ne répugne pas à l'esprit de faire entrer pour une large part l'irritation du prépuce dans la cause de pareils accidents.

Comment maintenant expliquer cette influence de l'irritation du gland sur le développement des troubles génitaux? Lallemand considère le gland comme formant l'orifice externe du conduit excréteur du sperme. D'après cela, on comprend que toute irritation portée sur cet orifice agisse pas une sorte de sympathie sur les vésicules séminales. Ce retentissement sera d'autant plus facile que le gland est doué d'une exquise sensibilité.

Ce que nous venons de dire pour la spermatorrhée s'applique aussi bien aux troubles urinaires qu'il nous reste à étudier.

9° *Phimosis compliqué de troubles urinaires.* — Les mêmes auteurs qui ont rattaché la spermatorrhée au phimosis ont observé souvent des troubles assez singuliers dans les fonctions urinaires.

Nous ne voulons point parler de la dysurie, ni de la rétention d'urine par obstacle mécanique, que nous avons eu l'occasion d'étudier antérieurement, mais bien des phénomènes de cystite ou plutôt de cystalgie, analogues à ceux que donnent les calculs vésicaux.

Quelques individus atteints de phimosis éprouvent des envies d'uriner qui reviennent toutes les deux heures et même plus souvent. En même temps, il existe des douleurs vives au périnée et à l'extrémité de la verge. Les urines sont cependant limpides, ou, si elles sont légèrement purulentes, c'est seulement par intervalles. En un mot, tous les phénomènes de la pierre se manifestent, mais le cathétérisme ne peut en démontrer l'existence.

Après l'opération du phimosis, ces inconvénients diminuent progressivement et disparaissent en peu de temps.

Voici quelques exemples des accidents urinaires produits par le phimosis.

### OBSERVATION XVII.

Phimosis. — Phénomènes rationnels d'un calcul de la vessie. — Circoncision. — Guérison. (Borelli; *Gazette des hôpitaux*. 1851.)

Un enfant de 10 ans, faible de constitution, présentait les symptômes rationnels d'un calcul dans la vessie. La vessie était distendue; en l'explorant avec le cathéter, M. Borelli trouva que ses parois étaient très-dures, fort épaissies, dilatées et très-douloureuses au contact du bec du cathéter. Cet enfant présentait un prépuce très-long et offrant une ouverture dont le diamètre n'excédait pas deux millimètres. Le chirurgien fit la circoncision. Dans l'espace d'un mois, tout était rentré dans l'ordre physiologique. Mais, cinq ou six mois après, les phénomènes reparurent: le phimosis s'était reproduit. Une seconde circoncision fut pratiquée par le même procédé un peu modifié, et la guérison fut radicale et permanente.

### OBSERVATION XVIII.

Phimosis. Symptômes de calculs. — Circoncision.— Guérison. — (Borelli ; *Gazette des hôpitaux*. 1851.)

Un autre enfant de 3 ans se présente à l'hôpital avec les symptômes rationnels de l'affection calculeuse. Il portait un phimosis qui permettait à peine l'introduction d'un stylet et coïncidait avec un commencement de dilatation de la vessie. M. Borelli se contenta de débrider l'ouverture préputiale avec des ciseaux, dans l'étendue d'un centimètre. La guérison fut complète en quelques semaines, mais au bout de peu de mois le phimosis reparut, et avec lui les accidents urinaires. La circoncision fut pratiquée, et le malade guérit.

## OBSERVATION XIX.

Phimosis. Phénomènes de calculs. — Circoncision. Guérison.
(Borelli; *Gazette des hôpitaux*. 1851.)

Un autre enfant de 5 ans se présente à l'hôpital avec les mêmes symptômes que ci-dessus. L'ouverture préputiale était tellement rétrécie qu'on ne l'apercevait pas; seulement dans la miction on voyait le bout de la verge se gonfler, et un fil très-fin d'urine jaillir après des efforts infinis et très-douloureux. La circoncision fut faite, la guérison fut complète et exempte de récidive.

Pour être complet sur ce sujet, il nous reste à signaler des troubles variés du système nerveux, comme gastralgie, accès hystériformes, qu'on a rapportés au phymosis congénital. Mais ce sont des faits trop rares et surtout trop hypothétiques pour que nous nous y arrêtions davantage.

En résumé, le phimosis détermine les troubles les plus variés du côté des organes génito-urinaires. Il est du devoir du médecin de chercher à les prévenir, en opérant aussitôt que possible. S'il s'y ajoute une complication, il faut parer à la fois, et à la complication, et à la maladie première.

## § III.

### DU PHIMOSIS ACCIDENTEL.

Le phimosis accidentel est celui qui survient après la naissance.

Plusieurs causes peuvent le produire, mais il est une conformation naturelle qui y prédispose singulièrement: c'est la longueur du prépuce, et par suite l'état couvert du gland.

Le rétrécissement de l'orifice préputial vient quelquefois spontanément chez les vieillards, dont le prépuce recouvre le gland.

Les érections devenant de plus en plus rares, l'orifice préputial cesse d'être dilaté par le gland, son dilatateur naturel ; au contraire, il revient peu à peu sur lui-même, et au bout d'un certain temps, il y a phimosis.

Bien des affections que nous avons vues compliquer le phimosis congénital peuvent à leur tour jouer le rôle de cause vis-à-vis du phimosis accidentel : ainsi la balanite aiguë, simple ou blennorrhagique, avec gonflement considérable du prépuce, et surtout la balanite chronique, l'*herpes preputialis*, dont la persistance finit par amener cette sorte d'induration du prépuce que nous avons déjà signalée. Les chancres simples et les syphilitiques produisent un phimosis de deux façons : soit à la période d'acuité, par la tuméfaction inflammatoire du prépuce, soit plus tard, par les cicatrices vicieuses dont ils sont suivis.

L'infiltration œdémateuse du prépuce peut être également cause de phimosis. Tantôt l'œdème est de cause générale et se montre en même temps sur d'autres parties du corps. D'autres fois il est de cause locale, comme on le voit chez quelques calculeux dont le prépuce, tiraillé constamment, finit par s'allonger, s'œdématier et se rétrécir.

Mentionnons comme dernière cause de phimosis accidentel les tumeurs diverses qui peuvent siéger dans le prépuce : cancer de l'éléphantiasis, végétations, etc.

Au point de vue qui nous occupe, on peut établir deux catégories de phimosis accidentel, selon que le rétrécissement est seulement provisoire, ou bien qu'il est définitivement constitué : dans le premier cas, on a affaire au phimosis temporaire ou aigu ; dans le deuxième cas, c'est un phimosis permanent ou chronique.

1° Le *phimosis permanent accidentel* ne diffère du phimosis congénital que par l'étiologie. La cause la plus fréquente de cette affection est une ancienne ulcération du bord libre du prépuce, qu'elle soit ou non syphilitique. La cicatrice, lorsqu'elle est constituée, devient le siége de la rétraction inodulaire, d'où rétrécissement de l'orifice. Dans des circonstances plus rares, la cicatrice ne siége pas au bord libre du prépuce, mais elle réunit le gland et la muqueuse préputiale par une adhérence solide.

Presque toujours les ulcérations qui siégent au prépuce ressortent des ulcérations vénériennes, c'est-à-dire des chancres ; cependant, elles peuvent reconnaître une autre origine : témoin ce phimosis opéré par Petit et qui était survenu par la constriction de la verge avec une ficelle, dans le but d'empêcher la miction involontaire pendant la nuit.

Après les chancres, la cause la plus commune du phimosis permanent, c'est la balanite chronique amenant cette induration fibreuse, quelquefois même commé cartilagineuse du prépuce. C'est encore le même mécanisme que précédemment : par suite d'un trouble de nutrition survenu dans les éléments du tissu, il se produit une sorte de sclérème local, et ensuite rétrécissement de l'orifice.

Au point de vue du traitement et des indications qu'il présente, le phimosis accidentel permanent ne diffère en rien du phimosis congénital. La maladie qui l'a produit n'existant plus, on a affaire à une affection simple définitivement constituée. Nous renvoyons donc au phimosis congénital pour ce qui regarde le traitement et les indications de la circoncision.

2° *Phimosis temporaire ou aigu.* — Cette variété est plus intéressante que la précédente : l'atrésie n'existe plus seule. Derrière elle se trouve une affection primitive dont on doit tenir compte au point de vue du traitement. Dans la balano-posthite simple, on peut observer une tuméfaction considérable du prépuce qui l'empêche momentanément de passer en arrière du gland. Ce phimosis passager n'est point grave, il cède rapidement au traitement de la maladie qui l'a causé, et ne réclame point un traitement spécial. Dans le cours d'une blennorrhagie uréthrale, pareils symptômes peuvent se manifester, non pas cependant par le fait seul de la blennorrhagie, mais par l'existence d'une lymphangite et surtout de cette variété qu'on appelle lymphangite réticulaire diffuse. Le prépuce se tuméfie considérablement, de manière à donner à la verge la forme d'un battant de cloche; en même temps, des traînées rouges, saillantes, douloureuses, parcourent le fourreau jusqu'aux ganglions de l'aine. Dans les cas graves, la suppuration ou la gangrène peuvent se montrer, mais c'est là un fait exceptionnel. La terminaison par résolution est la règle; on a bien souvent l'occasion de voir coexister les chancres et le phimosis, soit que celui-ci ait existé antérieurement, soit qu'il se soit montré consécutivement. Cette affection est des plus fâcheuses et a préoccupé de tout temps les chirurgiens.

Le pansement des chancres devient impossible , la détersion des surfaces malades incomplète ou nulle, de sorte que la guérison en est retardée pendant longtemps, et que le liquide virulent sécrété par l'ulcère se trouve dans d'excellentes conditions pour les inoculations successives.

Enfin, c'est surtout dans les cas de ce genre qu'on a à redouter des balano-posthites suraigües, dont nous avons déjà dit quelques mots plus haut.

Le pronostic est donc des plus sérieux, et il importe d'indiquer le traitement que l'expérience a jugé le plus favorable.

Autrefois, lorsque la distinction n'était point encore faite entre le chancre simple et le chancre infectant, on faisait volontiers l'opération du phimosis, et on enlevait les chancres récents du prépuce, parce qu'on espérait ainsi mettre le malade à l'abri des accidents constitutionnels. En effet, cette méthode réussissait quelquefois, lorsqu'on se trouvait en présence d'un chancre simple.

Cependant J.-L. Petit, qu'il faut toujours citer, à cause de ses observations si justes sur le phimosis, avait déjà remarqué que l'infection syphilitique n'était point constamment prévenue. Aussi avait-il renoncé à la pratique de son maître M. Corbis, qui enlevait les chancres toutes les fois qu'ils n'avaient attaqué que la muqueuse, disant qu'à cette période la masse du sang n'était point encore infectée par le virus. Aujourd'hui ces théories n'ont plus aucun crédit: on sait parfaitement qu'il y a des ulcérations de diverse nature, et que, si elles sont spécifiques, l'infection générale est déjà produite au moment où elles se manifestent; on ne fait donc pas l'opération en vue d'empêcher la syphilis constitutionnelle.

Quant à l'ablation des chancres mous, elle est bien rarement indiquée. Cependant, s'ils sont récents, peu étendus, bien limités au bord libre du prépuce, on peut tenter l'excision comme méthode curative. Nous nous appuyons en ce moment sur l'autorité de M. Ricord et M. Fournier, dont l'expérience est grande en pareille matière; et encore M. Fournier recommande-t-il de pratiquer cette ablation « avec d'excessives précautions, en ayant soin de faire porter l'incision à une certaine distance du chancre et de protéger les plaies contre tout contact du pus virulent ».

En dehors de ce cas bien déterminé, il reste toujours cette question à résoudre: Étant donné un chancre qu'on ne peut panser, doit-on le mettre à découvert pour en accélérer la guérison, ou bien doit-on abandonner les soins de la cicatrisation à la nature? Boyer, et après lui M. Nélaton, ont conseillé de s'abstenir de toute opération, parce que la plaie faite par l'instrument tranchant est exposée à être contaminée par le pus chancreux, et qu'elle n'a plus alors aucune tendance vers la guérison. Ils ne conseillent l'incision que dans les cas où la gangrène serait imminente, ou pour remédier à une dysurie par gonflement du prépuce.

Cette conduite est celle qu'on doit adopter d'une façon générale. Mais il faut savoir s'en départir quelquefois, lorsque le chancre, au lieu de marcher vers la guérison, continue au contraire sa marche envahissante et menace de détruire le gland et les corps caverneux. Il faut alors à tout prix remédier à ce phagédénisme, et l'on n'a plus à se préoccuper de l'inoculation chancreuse de la plaie. On a simplement une ulcération de mauvaise nature qu'il faut pouvoir modifier localement par les caustiques et les autres topiques ordinairement employés.

M. Tillaux, dans l'observation suivante, nous paraît avoir très-bien saisi l'indication de l'opération, et le succès dont elle a été couronnée n'était que légitime.

### OBSERVATION XX.

Chancre mou du gland et de la face interne du prépuce. — Phimosis accidentel après quatre ou cinq mois; le chancre n'es pas cicatrisé. — Cicatrisation. — Guérison. (Tillaux ; *Bulletin de thérapeutique*. 1865.)

G.., 24 ans, a eu une blennorrhagie en juin 1864. Trois mois plus tard, il a une récidive accompagnée d'une petite ulcération située à la partie latérale droite du gland. Pendant deux mois, il suivit le traitement antisyphilitique (pilules de proto-iodure).

Le 15 novembre, voyant que sa maladie s'aggravait, G... perdit confiance en son médecin et en consulta un autre.

Du 15 novembre au 1ᵉʳ janvier 1865, traitement par la liqueur de van Swiéten et les injections d'eau blanche entre le prépuce et le gland, le phimosis qui s'était formé empêchant le pansement direct du chancre.

Quand il vient à la consultation de midi, le 27 janvier, M. Tillaux constate à travers le prépuce la présence de deux chancres.

Le 31 janvier, M. Tillaux pratique la circoncision, qui ne présente rien de particulier, si ce n'est que l'incision est tombée au milieu du chancre du prépuce. Après l'opération, on voit sur la partie droite du gland un chancre très-étendu, venant presque jusqu'au méat urinaire.

Du 6 au 15 février, la plaie de la circoncision prend un aspect chancreux. On la cautérise chaque jour avec le nitrate d'argent ; on la panse avec le vin aromatique.

Le 15 février, la plaie commence à perdre son mauvais aspect.

Le 26 février, le malade sort de l'hôpital, n'étant pas complètement guéri, mais la plaie est en si bon état qu'il est évident que la guérison sera complète dans quelques jours.

Si maintenant nous cherchons à résumer le traite-

10

ment du phimosis compliqué de chancres, nous arri-
verons aux conclusions suivantes : Dans la plupart
des cas, se borner au traitement palliatif : injections
détersives sous le prépuce avec des liquides émollients
et mieux encore légèrement astringents (nitrate d'argent au 50e). Si l'inflammation est trop vive et que
la mortification du prépuce soit à redouter, on peut
employer la circoncision en quatre temps de M. Ricord, que nous avons déjà décrite pour la balano-
posthite grave. Enfin, dans le cas où la guérison
traînerait en longueur et surtout si l'ulcération ga-
gnait en étendue ou en profondeur, la circoncision
serait indiquée.

Le procédé qui nous paraît le plus favorable est
celui de M. Cusco. L'incision préliminaire met à nu
le mal et permet d'en apprécier les limites. Avec
la pince, on saisit ensuite exactement la portion
qu'on veut retrancher du prépuce, et l'incision porte
au-delà de l'ulcération.

# CHAPITRE II.

### Valeur de la Circoncision au point de vue de l'hygiène.

———

Nous avons étudié aussi complètement que possible les indications de la circoncision dans les affections du prépuce; il nous reste à examiner la valeur de cette opération faite dans un but hygiénique et comme préventif des maladies. C'est assurément un sujet fort important, mais très-délicat à traiter, surtout au point de vue scientifique. Bien souvent l'élément religieux intervient et rend plus difficile encore l'examen impartial de la question.

Dans la première partie de ce travail, nous avons essayé de faire ressortir l'ancienneté et la généralisation de la circoncision dans les pays chauds.

Nous avons vu que, dès la plus haute antiquité, l'Égypte et la Palestine avaient adopté cette pratique et l'avaient érigée en dogme religieux. Nous avons vu ensuite qu'elle s'était propagée dans les pays voisins, et qu'elle avait reçu un nouveau développement lorsque Mahomet et ses successeurs l'avaient rendue obligatoire pour tous leurs adeptes. Il nous faut maintenant chercher la cause première de cette opération, ainsi que les motifs de sa dissémination et de sa persistance à travers les siècles.

Les premiers législateurs, en imposant la circoncision, se sont proposé un double but :

1° Ils ont cherché à prévenir certaines maladies, certains inconvénients occasionnés par la présence du prépuce sur le gland ;

2° Ils ont voulu imprimer à leurs fidèles un signe de distinction.

D'après ce qui existe encore actuellement dans les climats chauds, on est autorisé à croire que les inflammations du prépuce et du gland y étaient autrefois fréquentes.

L'accumulation du smegma préputial tout autour du gland, le défaut de propreté, engendraient ces chaudepisses bâtardes, ces écoulements purulents qui peuvent à un certain moment, sous l'influence d'une poussée inflammatoire plus vive, devenir contagieux ou se compliquer de gangrène du prépuce. Dès-lors, qu'y a-t-il d'étonnant à ce que les hommes placés à la tête des nations aient cherché à prévenir ces complications par une opération qu'ils avaient reconnue peu grave ? L'institution de la circoncision n'est donc autre chose qu'une mesure hygiénique imposée par le législateur, qui, pour la faire adopter plus sûrement,. a fait intervenir la religion; émanant ainsi de la divinité, la prescription hygiénique est devenue le signe de distinction des croyants. C'est pour cela qu'elle a pu se propager de génération en génération, et arriver jusqu'à notre époque.

Il ne nous appartient pas de discuter la circoncision en tant que dogme religieux; le véritable fidèle doit se soumettre à la loi, sans en chercher l'explication: dès que le raisonnement apparaît, la foi n'existe plus. Il nous est toutefois permis de rechercher les résultats produits, et, poussant plus loin les investigations, nous pouvons nous demander si la coutume religieuse des uns ne serait pas une excellente mesure hygiénique pour les autres.

On a avancé beaucoup d'assertions souvent légères pour justifier la circoncision: on a voulu en faire un préservatif presque infaillible des maladies vénériennes ; on lui a attribué la fécondité de la race juive et même les qualités morales qui distinguent cette nation ; enfin on a cru qu'on trouverait dans l'ablation du prépuce un remède contre l'onanisme.

Certainement ces opinions sont exagérées, mais elles ne sont pas dénuées de fondement, et nous devons en rechercher successivement la valeur.

## I.

### DE LA CIRCONCISION COMME MOYEN PRÉSERVATIF DES MALADIES VÉNÉRIENNES.

La circoncision peut-elle empêcher ou du moins restreindre la propagation des maladies vénériennes ? Il serait bien téméraire de poser la posthétomie comme un spécifique dont le rôle serait à l'égard de la syphilis le même que celui du vaccin vis-à-vis de la variole. Son influence est plus modeste, mais il faut assurément en tenir compte dans la contagion des maladies vénériennes.

Restant continuellement appliqué sur le gland, le prépuce produit un double résultat :

1° Il retient plus facilement et plus longtemps le virus infectieux, dont il favorise l'absorption ;

2° La muqueuse balano-préputiale, fine, sensible, couverte d'un épithélium sans consistance, se laisse déchirer avec facilité ou traverser plus rapidement par les liquides déposés à sa surface. Au contraire, le gland habituellement découvert acquiert une certaine résistance. La muqueuse prend davantage les caractères de la peau, de façon qu'elle se laisse moins facilement déchirer pendant le coït, et se trouve moins propre à l'absorption.

Ces avantages existent réellement. Dans bon nom-

bre de cas, les médecins qui traitent plus spécia-
lement les affections vénériennes ont vu la blennorrhagie uréthrale débuter par une balanite. La muqueuse du gland et du prépuce, ayant subi un contact
trop prolongé avec les liquides irritants du vagin,
devient le siége d'une inflammation qui gagne peu
à peu le canal de l'urèthre.

Cette propagation est d'autant plus facile que les
liquides sécrétés par le prépuce restent en contact
avec la muqueuse du méat urinaire, et agissent à
leur tour comme une épine inflammatoire.

Ce mécanisme de la blennorrhagie a été observé
bien souvent; il est encore démontré par le fait du
développement possible de cette maladie chez les
sujets qui n'ont pas eu de rapports sexuels, mais
qui ont été atteints de balano-posthite simple. Ici, il
n'est pas douteux que l'affection n'ait débuté par la
muqueuse balano-préputiale; l'écoulement uréthral
s'est manifesté consécutivement. Pour rester dans
la vérité, nous devons dire cependant que la blennorrhagie débute rarement par une balanite. Mais il
n'en reste pas moins acquis à la science que le pus
de la blennorrhagie, séjournant dans la cavité préputiale, trouve les conditions les plus favorables pour
la pénétration dans les tissus.

La présence du prépuce n'est pas non plus sans
influence sur l'invétération des chancres, soit simples,
soit syphilitiques. Pour le prouver, il suffit de rappe-

ler la fréquence des ulcères vénériens sur le gland et le prépuce. Ainsi, M. Fournier, sur un total de 445 chancres, en a rencontré 347 siégeant sur le prépuce et le gland.

Sans donner de chiffres, il range par ordre de fréquence les chancres génitaux de l'homme de la manière suivante :

1° Chancres du prépuce siégeant principalement sur la muqueuse et sur le frein, c'est-à-dire au niveau des parties les plus fines et les plus exposées aux déchirures. On les rencontre rarement à la face cutanée ;

2° Chancres de la rainure glando-préputiale ;

3° Chancres du gland ;

4° Chancres du fourreau de la verge ; .

5° Chancres du méat urinaire ;

6° Enfin chancres uréthraux.

Ce simple énoncé suffit pour montrer le rôle que joue le prépuce dans la contamination ; car si la théorie que nous avons exposée plus haut est exacte, c'est à sa présence qu'il faut attribuer le développement de beaucoup de ces chancres du prépuce, du gland, de la rainure balano-préputiale, qui sont les plus communs.

La statistique précédente s'applique aux chancres mous; elle conviendrait tout aussi bien aux chancres indurés.

On pourrait trouver une autre preuve à l'appui de

la théorie que nous soutenons, si l'on pouvait comparer exactement la fréquence des maladies vénériennes chez les circoncis et les incirconcis. Mais un tel travail demanderait une trop longue expérience ou bien une enquête trop minutieuse.

La science ne possède point encore les premiers éléments de la question. Le seul document scientifique que nous connaissions est celui de M. Hutchinson (*Bulletin de thérapeutique*, 1856). Ce médecin observait à Londres dans un hôpital situé au milieu d'un quartier habité par beaucoup de Juifs: il a remarqué que la syphilis, chez eux, était plus rare que chez les autres habitants du quartier.

« Pour les maladies vénériennes en général, dit-il, il y a un tiers de Juifs ; pour la syphilis, un quinzième seulement. » Assurément la question est plus complexe et exige la connaissance de bien des circonstances souvent difficiles à apprécier. L'opinion de M. Hutchinson n'en est pas moins un appui à la théorie que le raisonnement tendait déjà à faire admettre.

Nous ne pouvons mieux faire, pour corroborer notre démonstration, que de rapporter les idées de M. Ricord sur la contagion des chancres. « La condition la plus favorable à la contagion est une solution de continuité, une écorchure, une éraillure, une plaie d'origine quelconque (traumatisme, herpès, exulcération, inflammation de la balano-posthite),

siégeant sur les organes qui se trouvent exposés.
C'est en effet sur les parties les plus susceptibles de
se laisser déchirer ou érailler dans le coït, en raison,
soit de la finesse de leurs tissus, soit de la disposition anatomique spéciale (phimosis, brièveté du frein)
que nous voyons le chancre se développer le plus
habituellement. Cela explique, par exemple, sa pré-
dilection pour le frein, la rainure, la muqueuse préputiale, etc...

» Supposez au contraire qu'un point des téguments, bien intact et recouvert d'un bon épiderme,
soit exposé, même pour un temps assez long, au
contact du pus virulent : ce contact restera presque
à coup sûr sans résultat, et la contagion ne se pro-
duira pas.... La même raison explique comment on
peut rester indemne dans un rapport avec une
femme affectée de chancres. Cette immunité s'étend
même aux muqueuses que recouvre seulement son
épithélium, beaucoup moins épais et plus facilement
vulnérable.

» M. Cullerier, notre confrère, a prouvé par
deux expériences mémorables qu'on peut déposer
du pus virulent sur une muqueuse intacte, telle que
celle du vagin, sans déterminer la production d'un
chancre.

» N'allez pas croire toutefois que la pénétration
du virus chancreux ne se fasse que par des solutions
de continuité, pour ainsi dire par des portes d'en-

trée préparées à l'avance. Le pus du chancre peut lui-même se *préparer des voies* et s'ouvrir la tranchée. Mais alors voici ce qui se produit : déposé à la surface des téguments, ce pus âcre et irritant développe une excitation analogue à celle que produit sur la peau l'application d'une substance irritante. Survient un érythème; puis, la cause d'irritation subsistant, une ulcération superficielle se manifeste, l'épiderme s'érode et le derme est dénudé. Dès-lors la solution de continuité se trouve établie, la tranchée est ouverte, le virus rentre en action [1].»

Que dire après ces paroles du maître? N'est-ce point là la meilleure apologie de la circoncision? Modifiez une surface trop facilement irritable; placez-la dans les conditions de réceptivité, d'inoculabilité les plus désavantageuses, et vous aurez ainsi mis à l'abri l'organisme, non pas complètement, mais en partie, contre les affections chancreuses.

Or, après la circoncision, la muqueuse exposée au contact de l'air et aux frottements des vêtements se transforme rapidement, se rapproche davantage de la peau, et présente les conditions d'immunité dont parle M. Ricord.

[1] Ricord; *Leçons sur le chancre.*

## II.

DE LA CIRCONCISION COMME MOYEN PRÉSERVATIF
OU CURATIF DE L'ONANISME.

Tous les auteurs qui se sont occupés de la masturbation ont recherché les causes de ce terrible fléau de l'enfance. Les uns ont admis que l'idée de la masturbation se développait instinctivement; d'autres ont cru qu'il était besoin d'une certaine éducation, et que le vice était le résultat de mauvais exemples placés sous les yeux de l'enfant. D'autres enfin ont pensé que la masturbation n'était engendrée que par une excitation venue du gland et du prépuce.

Au début, cette irritation porte l'enfant à tirailler son prépuce : de là les érections ; puis ces tiraillements répétés finissent par amener une sorte de jouissance fatale encourageant à de nouvelles et fréquentes manœuvres.

Il ne répugne pas à l'esprit de croire qu'une excitation intérieure, venue des organes génitaux au moment où ils commencent à se développer, agisse sur l'imagination vive de l'enfant; mais ce doit être là un fait exceptionnel. Le goût de la masturbation se développe bien avant la puberté, alors que les organes ne sont encore qu'à l'état tout à fait rudimentaire et incapables de donner naissance à la moindre excitation cérébrale. Dans les hôpitaux d'enfants, on a l'occasion d'observer l'onanisme dès l'âge de 4 ans et plus tôt; on l'a vu même avant deux ans.

Il est évident que dans de telles conditions on ne peut mettre sur le compte de l'imagination l'idée d'un pareil amusement.

L'imitation ne peut pas être davantage invoquée comme cause unique de la masturbation. Son influence est réelle dans certains cas, mais elle a rarement l'occasion de se montrer.

Les irritations externes venant des organes génitaux nous paraissent agir le plus souvent comme cause première de l'onanisme. Le fait est du reste démontré chez les petits calculeux, qui soumettent leur prépuce à des tractions continuelles. Mais les calculs sont très-rares et la masturbation est excessivement fréquente; il faut donc une cause plus constante et pour ainsi dire portant sur l'ensemble des individus : l'irritation de la muqueuse b alano-préputiale par le smgma accumulé, une légère inflammation simple ou herpétique de cette muqueuse, peuvent se rencontrer chez tous les enfants. Voilà, à notre avis, l'origine fréquente du mal.

Nous sommes loin toutefois de penser que ce soit la seule cause qu'on puisse incriminer, car, s'il en était ainsi, la masturbation serait très-rare chez les circoncis, tandis qu'on l'y rencontre encore fréquemment.

Chez quelques enfants, la fureur de l'onanisme peut prendre des proportions effrayantes : c'est une véritable monomanie que rien ne peut apaiser. Cet éréthisme permanent les jette dans un état déplorable: la perte de l'appétit, l'amaigrissement, la tristesse, en sont les moindres conséquences. On l'a même accusé d'amener la consomption dorsale et les tubercules pulmonaires.

Sans aller aussi loin, on peut admettre facilement que la santé en est notablement troublée, et alors il est du devoir du médecin de chercher à mettre un terme à une aussi pernicieuse habitude. La circoncision a été proposée, et elle a paru réussir. La douleur produite par l'opération, l'inflammation qui la suit, et peut-être la suppression de la cause irritante, peuvent pendant un certain temps au moins empêcher l'enfant de se livrer aux manœuvres de la masturbation, et cette interruption suffit quelquefois pour la guérison complète du vice. M. Fleury doit avoir réussi dans deux cas de ce genre.

### III.

Parmi les complications du phimosis congénital, nous avons signalé certains troubles génito-urinaires fort singuliers, observés surtout par Lallemand, M. Fleury et M. Borelli (de Turin).

Des phénomènes analogues peuvent se produire

par le fait seul de l'allongement du prépuce. Lallemand rapporte huit observations semblables entre
elles, dans lesquelles on voit un enfant à prépuce
très-long commencer par être atteint de balanite.
A l'âge de la puberté, surviennent des pollutions
nocturnes, puis le sperme s'écoule involontairement
pendant les efforts de miction et de défécation. Souvent les envies d'uriner deviennent plus fréquentes,
et l'expulsion de l'urine s'accompagne de douleurs.
Des phénomènes graves se développent en même
temps : l'amaigrissement, l'affaiblissement muscu-
laire, l'hypochondrie. Finalement, l'impuissance
génitale apparaît. La circoncision ne fait pas toujours cesser immédiatement les accidents ; mais si
l'on y ajoute les toniques et les réconfortants, on
obtient une amélioration très-grande ou la guérison.
M. Borelli (de Turin) cite également deux observations dans lesquelles l'allongement du prépuce
s'était manifesté par les symptômes de l'affection
calculeuse de la vessie. La circoncision a suffi pour
les faire disparaître.

Les pertes séminales peuvent dépendre de nombreuses causes. Le plus souvent elles sont le produit des excès génésiques : masturbation, coït, etc.
Mais, nous venons de le voir, une simple excitation locale est susceptible d'amener le même
résultat. Il importe donc, lorsqu'on se trouve en présence de la spermatorrhée, d'en rechercher attenti-

vement l'origine ; car si dans l'immense majorité des cas le traitement médical est seul indiqué, il se trouve néanmoins certaines circonstances où la chirurgie interviendra efficacement. Les exemples rapportés par MM. Fleury, Lallemand et Borelli le démontrent amplement.

Quant aux troubles urinaires, ils sont aussi bizarres que les troubles génitaux, et méritent également l'attention du médecin.

## IV.

Le dernier avantage qu'on ait attribué à la circoncision, c'est de favoriser la conception. Les arguments qu'on a donnés pour soutenir cette assertion sont tirés du raisonnement et des faits.

Le raisonnement indique, en effet, que si le prépuce est très-long, le filet court, en un mot s'il y a une conformation un peu vicieuse, le jet du sperme sera dévié de sa direction.

Dès-lors les spermatozoïdes auront peu de chance de s'introduire dans la cavité utérine et de rencontrer l'ovule. Au contraire, si le pénis est normalement conformé, les orifices de l'urèthre et du col utérin devront se trouver à peu près en rapport, et le liquide fécondant pénétrera sans peine dans l'utérus. D'après cela, on comprend que la circoncision,

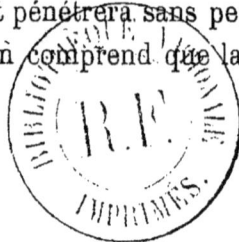

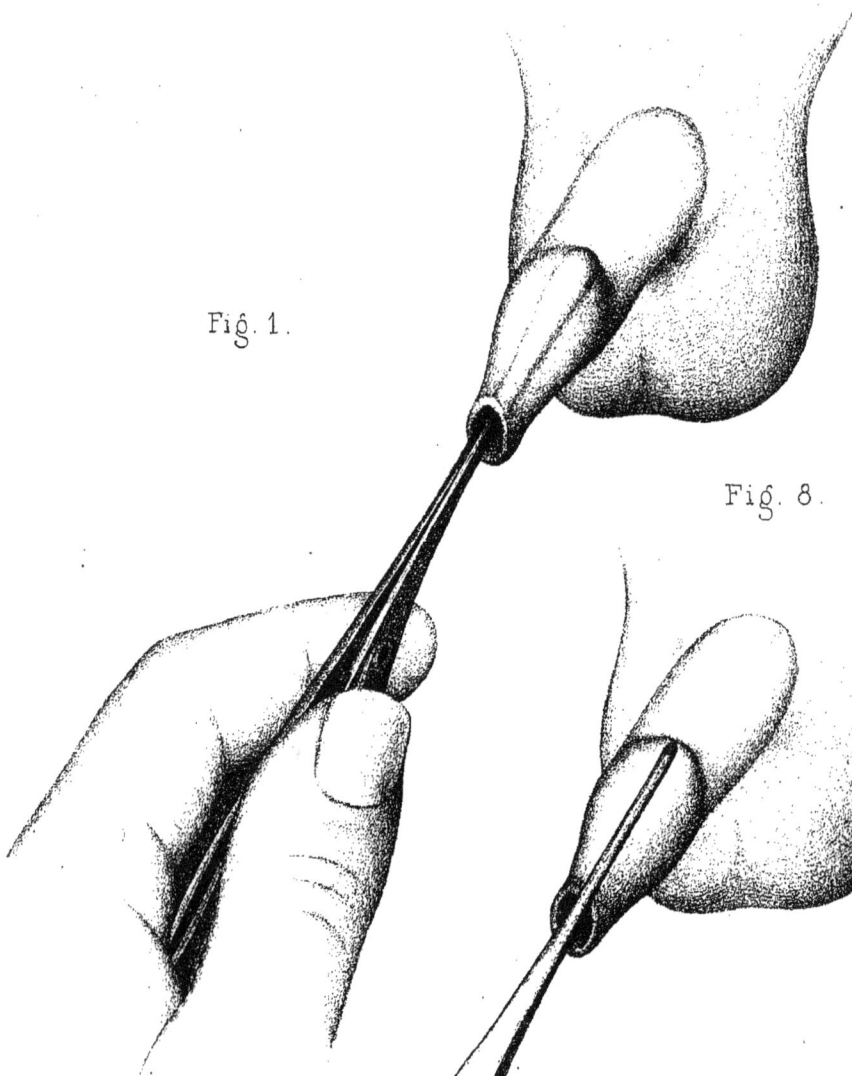

Fig. 1.

Fig. 8.

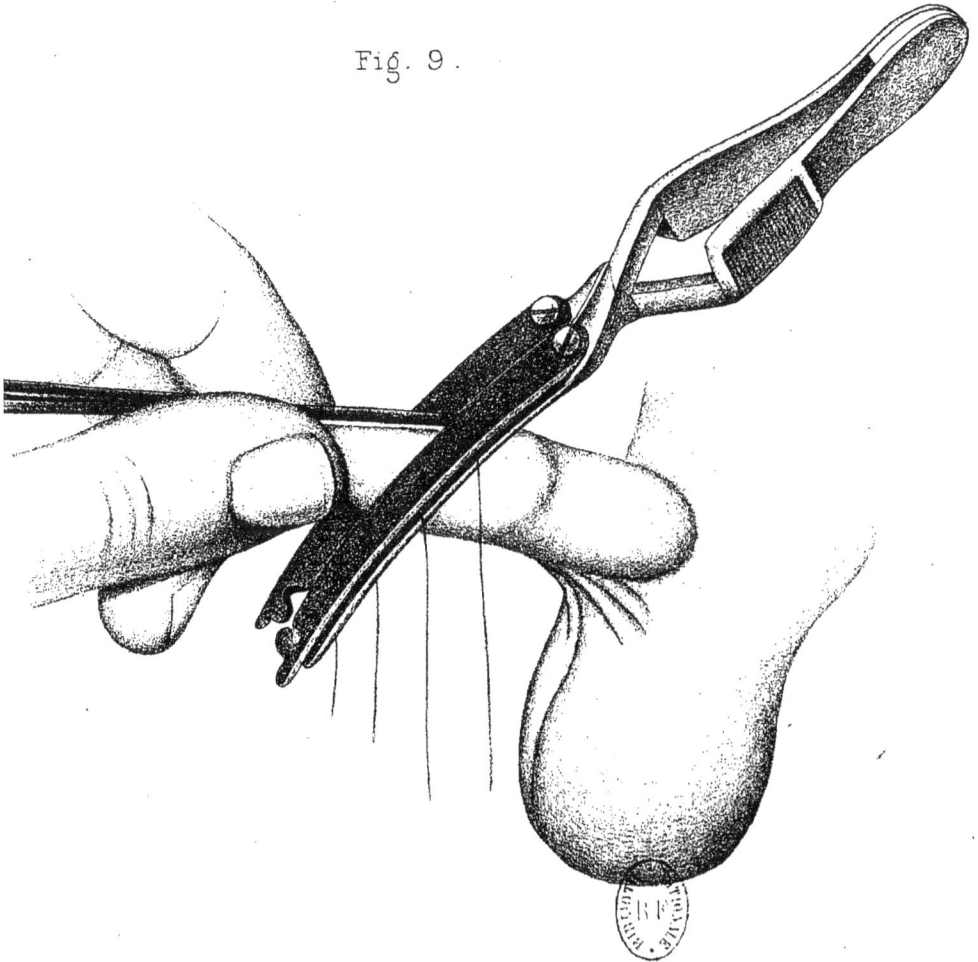

Fig. 9.

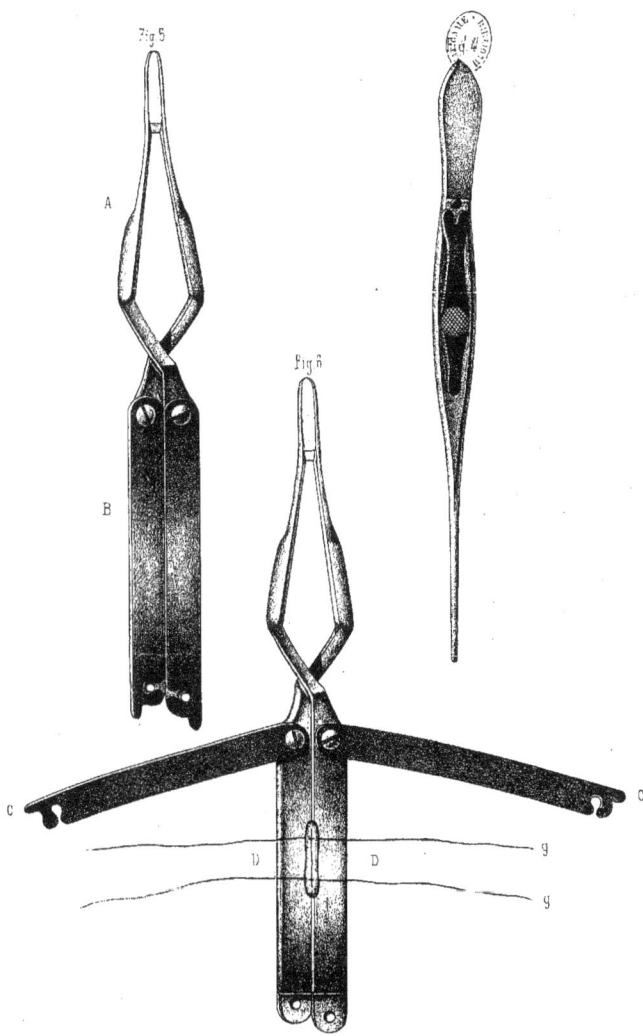

Fig 5

A

B

Fig 6

c

c

D

D

g

g

Fig. 10.

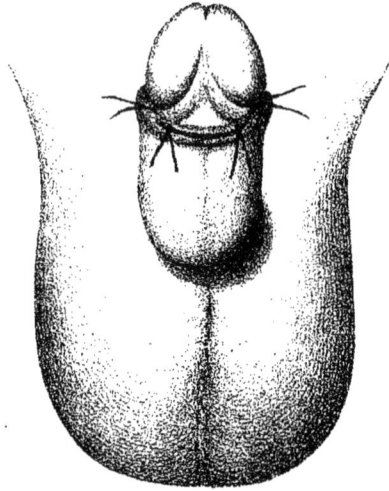

Fig. 11.

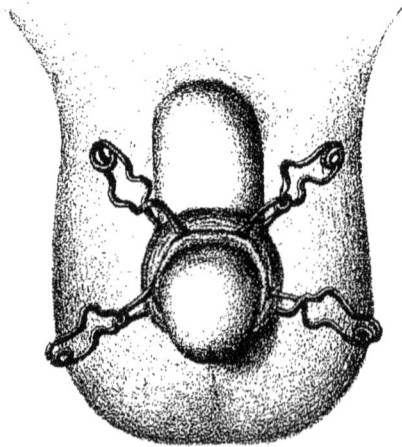

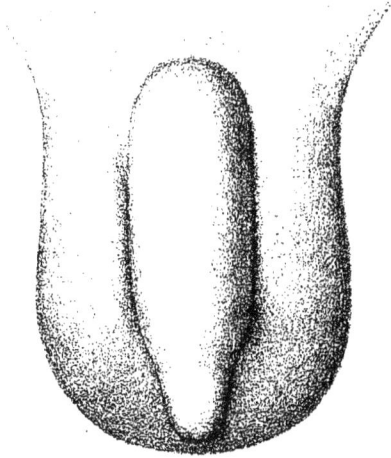

Fig. 7.

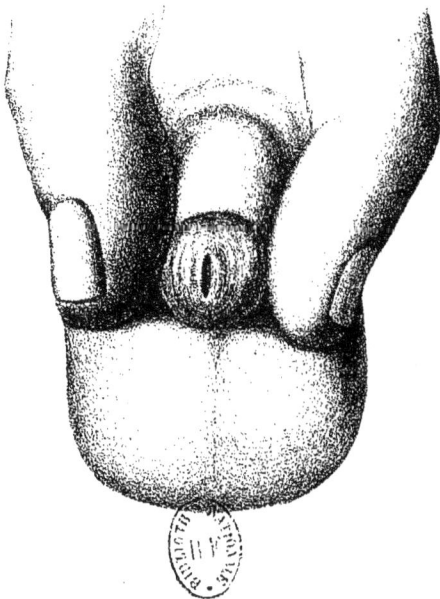

Fig. 15.

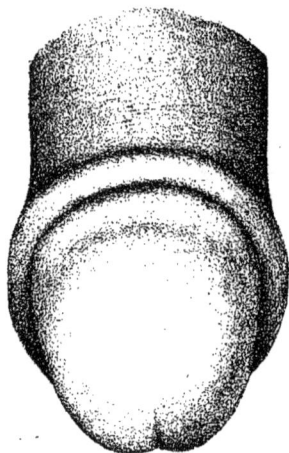

Fig. 13.

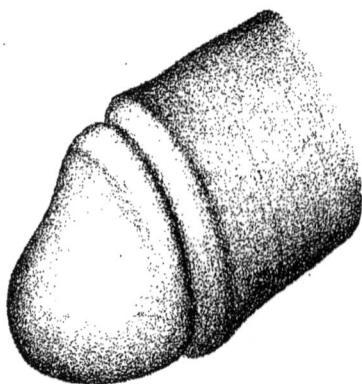

Fig. 14.

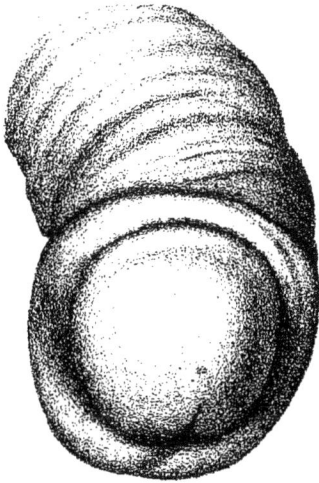

Fig 12.

Fig. 16.

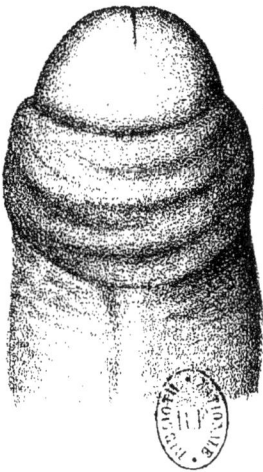

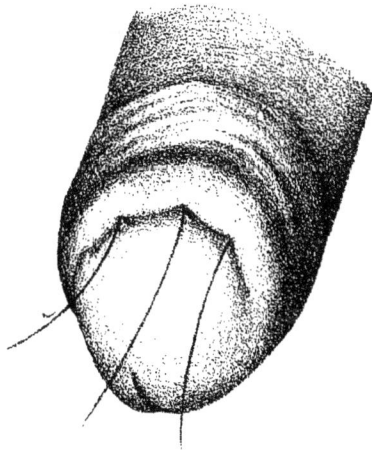

Lith. Boehm & Fils. Moulp.

corrigeant quelques petits défauts naturels, favorise la fécondation dans quelques cas.

Quant aux faits allégués dans le même sens, ils ne sont pas bien probants. Ainsi, quelques auteurs ont attribué à la circoncision la fécondité des Juifs.

Cette fécondité existe réellement, mais la cause n'en est point facilement perçue, et dans un problème aussi complexe il serait pour le moins téméraire de rapporter à une cause unique un phénomène aussi peu connu dans son essence.

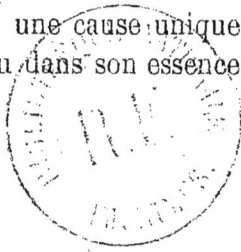

# INDEX BIBLIOGRAPHIQUE.

Strabon. — Livr. V, pag. 340.

Bauer (J.-F.)—De causa fecunditatis gentis circumcisæ in circumcisione quærita. Leipzig, 1739; in-4°.

Vogel. — Dubia de usu circumcisionis. Göttingæ, 1763; in-4°.

Virey. — Histoire naturelle du genre humain; Paris, 1801, tom. II. — 2me édition; Paris, 1824, tom. II.

Heurtault. — Du phimosis (Thèse, 1811, n° 120).

Cahen. — De la circoncision (Thèse de Paris, 1816).

Prévost. — Traitement du phimosis (Thèse de Paris, 1835, n° 324).

Fondreton. — Du phimosis et du paraphimosis (Thèse de Paris, 1844, n° 28).

Barjavel. — De la circoncision au point de vue de la santé publique. Paris, 1844; in-8°, 24 pag. (Ext. in Ann. d'hyg. pub., 1845, tom. XXXIII, pag. 221).

Vidal (de Cassis.).—Opération du phimosis par circoncision (Bull. de thérap., 1847, tom. XLVI, pag., 270. — Traité de pathologie externe. Paris, 5me édition, 1861, tom. V, pag. 273).

Chassaignac. — Opération du phimosis par circoncision; nouveau procédé (Bull. de la Société de chir., 1847).

— 154 —

VANNIER. — Causes morales de la circoncision des Israélites ; institutions préventives de l'onanisme des enfants (Bull. de l'Acad. de méd., 1847-48, tom. XIII, pag. 1298.—Cause morale de la circoncision des Israélites. Paris, 1847; in-8°.

CHAUVIN. — Consid. sur le phimosis et opération de la circoncision par un procédé nouveau (Thèse de Strasbourg, 1851, n° 215).

TERQUEM. — Guide du Posthétomiste.

MARCHANT (Louis). — De la circoncision au point de vue historique, hygiénique et chirurgical. Montpellier, 1855; in-8°.

LANOS. — Du phimosis congénital (Th. de Paris, 1855, n° 238).

BONNAFONT. — Nouveau procédé opératoire du phimosis (Bulletin de l'Acad. de méd., 1855-56, tom. XXI, pag. 1064 et 1077).

RICORD. — Phimosis, procédé de circoncision (Gaz. des hôpit., janvier 1856).

RIDREAU. — Nouveau procédé de circoncision (Journ. de méd. et de chir. prat., février 1859).

HOUZÉ. — Du phimosis (Thèse n° 217, 1860).

GUERSANT (P.). — Notice sur la chirurgie des enfants. Paris, 1864-67, pag. 13.

TARNEAU. — Gaz. des hôpit., n°s 14 et 15.

GODARD (Ernest). — Égypte et Palestine. Paris, 1867; in-8°, et Atlas in-4°.

GUÉRIN (Alph.), MALGAIGNE, CHASSAIGNAC. — Traités de pathologie externe et de médecine opératoire.

ABRAM. — (Thèse de Montpellier, 1864, tom. I, n° 9.

FIN.

www.ingramcontent.com/pod-product-compliance
Lightning Source LLC
Chambersburg PA
CBHW050122210326
41519CB00015BA/4061